JN268738

健康心理学基礎シリーズ

4

健康教育概論

日本健康心理学会 編

実務教育出版

カバーデザイン──道吉 剛・稲葉克彦
Cover Design by Michiyoshi Design Laboratory Inc. 2003

シリーズ刊行にあたって

　新しい世紀を迎えて，心理学の世界にも大きな変化が生じている。それは病人の問題，あるいは病理の発見に集中する学問的姿勢の改革である。人間のネガティブな側面よりもポジティブな側面へ視点を移し，またホリスティックな立場に立って，"うつ"といった傾向ではなく，人間そのものの自主的，主体的な活動に関心を向ける時代になった。健康心理学はその立場に立って，原理と方法を着実に展開している。

　2000年の初めに"心理学"の国際版として，国際心理学連合（The International Union of Psychological Science）の手により，初めて，新しい「心理学のテキスト」が刊行された。また2001年には，健康心理学国際委員会によって『健康心理学ハンドブック』が出版されている。その主要な特徴は人間主義の立場が鮮明に主張されている点である。

　21世紀の心理学のモデル的ハンドブックの主旨に合わせ，また日本文化の中で生きている"人"という視点も加えて，今回日本健康心理学会創立15周年記念事業の一環として，4部門の「健康心理学基礎シリーズ」を公刊することとなった。すなわち，健康心理学概論，健康心理アセスメント概論，健康心理カウンセリング概論，健康教育概論の4巻である。

　日本健康心理学会は，これまで『健康心理学辞典』の編集，健康心理士認定制度の実施，各大学の新設学科・大学院の健康心理学カリキュラム設定への援助などを行ってきたが，これらの経験や健康心理学関係者の意見から，健康心理学の基本となるテキストの必要性を痛感してきた。このたびの「健康心理学基礎シリーズ」の刊行は，健康心理学をより広く発展させるために，また学会の基本的役割として社会的要請に対応しようとするものである。

新しい人間主義的立場から，またポジティブな視点から，変化の激しい時代に"人"が健康で幸せな人生をおくるための"健康心理学"の原理と方法を明確にまた具体的にこのシリーズが解明している。われわれの学会が中心となり第一線の研究者の協力を得て，このシリーズが刊行されることになったことは，健康心理学の歴史に輝かしい道標を打ち建てることになるものと確信している。

日本健康心理学会
理事長　本明　寛

編集責任者のまえがき

　本書は，日本健康心理学会が創立15周年記念事業の一環として企画した「健康心理学基礎シリーズ」の第4巻である。
　健康教育に関する概論書は，今までもかなり多く刊行されてきた。しかし，それらのほとんどのものは，健康教育を公衆衛生や学校教育の一環として取り上げたものであり，したがってその記述は医学的見地か教育学的見地に限定されていた。一方，本書は健康心理学の立場から健康教育の理論と方法が概説されているという点で，類書にない独自性をもつ。
　本書の構成として，最初に，健康教育の基礎となる理論的枠組みや方法論が述べられている。すなわち，第1章「健康教育とは」では，健康教育の現代的視点および新しい健康教育の在り方が展望され，第2章「健康行動のモデル」では，健康教育のめざす健康行動について，個人，個人間，社会の各レベルにおいて構成されたモデルが解説されている。次いで，第3章「健康なライフスタイルの形成」では，ストレス対処，食生活，運動・スポーツ，喫煙および過度の飲酒の防止，性感染症対策など健康教育の主な内容に言及され，第4章「健康教育の方法」では，健康教育の具体的な実践例を交えつつ，さまざまな教育方法について説明され，第5章「健康教育の手順」では，健康教育の包括的システムづくりの見地から，企画，実施，評価の手順が一連の流れとして記述されている。
　次に，健康教育は乳幼児期から老年期に至るまでの一連の過程で実施されなければならないという見地から，生涯発達の各段階における生活の場で展開される健康教育が取り上げられている。すなわち，第6章「人間形成の場における健康教育」では，家庭と学校の健康教育について，第7章「社会生活の場における健康教育」では，職場と地域の健康教育について，第8章「医療・福祉場面における健康教育」

では，医療や社会福祉の場の健康教育について論じられているが，その際，胎児・乳幼児期の生活，児童・青年期の生活，成人期の生活，老年期の生活が主として営まれる場面の健康教育に重ね合わせて，考察されている。

これらを受けて，第9章「ストレス自己管理のための健康教育」では，現在，学校現場で実践されている健康教育の1つとしてストレスマネジメント教育が，具体的に叙述されている。また，第10章「ヘルスケア・システムと健康教育」では，健康づくりの視点から健康教育行政における健康管理活動の体系の現状が解説され，その動向についての展望がなされている。

そして最後に，第11章「健康教育指導者の役割と養成」では，アメリカの現状との比較において，これからの健康教育指導者の役割とその養成の在り方が論じられているが，その役割を遂行するうえで，健康心理学の知見が不可欠であることが明らかにされている。この点で，健康教育を推進するうえで，健康心理士の活躍が大いに期待されるのである。

本書の内容は，健康心理学基礎シリーズの他の巻と重複する箇所も少なくない。とくに第3巻『健康心理カウンセリング概論』で述べられた事柄が，本書でもしばしば再登場してくる。このことは，健康教育と健康心理カウンセリングにおける理論と方法が，いずれも健康心理学の研究成果に負っていることを表していると同時に，健康心理カウンセリングが健康教育の実践にとっていかに高い利用価値をもっているかを示すものでもある。

この意味で，健康教育についてもっと深く学びたいという読者は，本シリーズ第3巻を，さらに健康教育を健康心理学という広い視野に立ってその理解を深めたいという読者は，第1巻『健康心理学概論』および第2巻『健康心理アセスメント概論』も，あわせて読むことをお勧めする。

企画から出版まで期間が短かったため執筆者各位には多大のご苦労

をお掛けしたにもかかわらず，快くご協力いただいたことに心から感謝するとともに，編集・出版に協力を惜しまれなかった実務教育出版の関係者に深く感謝する次第である。

2003年7月

編集責任者　滝　澤　武　久
木村登紀子

目 次

シリーズ刊行にあたって/i
編集責任者のまえがき/iii

第1章　健康教育とは ——————————————————3
　1　健康教育の意義/3
　2　健康教育の目標/5
　3　健康心理学の歴史と現状/6
　4　健康の決定因と健康教育/9
　5　健康教育と健康心理カウンセリング/12
　〈topics〉ホリスティック教育/15

第2章　健康行動のモデル ————————————————17
　1　健康行動/17
　　1　健康行動の概念
　　2　健康行動の分類
　　3　健康行動のアセスメント
　　4　健康行動の影響要因
　2　個人の健康行動モデル/23
　　1　健康信念モデル
　　2　合理的行為の理論
　　3　行動計画理論
　　4　理論横断モデル
　3　個人間の健康行動モデル/30
　　1　社会的学習理論
　　2　ソーシャルサポート
　4　社会の健康行動モデル/33
　　1　ヘルスプロモーション
　　2　コミュニティ・オーガニゼーション
　　3　プリシード・プロシードモデル
　〈topics〉セルフヘルプ・グループと健康心理学専門家の役割/41

第3章　健康なライフスタイルの形成 ―― 43
1　ライフスタイルの健康教育の必要性/43
2　ストレス対処と健康教育/45
3　食生活と健康教育/47
4　運動・スポーツと健康教育/50
5　喫煙および過度な飲酒の防止と健康教育/52
6　性と健康教育/54
〈topics〉生と死の教育/58

第4章　健康教育の方法 ―― 61
1　予防的健康教育の必要性/61
2　情報伝達の方法/63
　1　講義・説明形式とワークシート形式の問題性
　2　ゲームとビデオの利用
　3　調べ学習
3　討議の活用/66
　1　討議の効用とグループ構成
　2　討議の諸方法
4　疑似および実体験的教育方法/70
　1　ロールプレイング
　2　実体験的教育
5　教育方法の総合性とニューメディアの活用/72
〈topics〉インターネットと健康情報/75

第5章　健康教育の手順 ―― 77
1　健康教育の企画/77
　1　対象者のニーズアセスメント
　2　健康上の問題の発見と把握と分析
　3　分析段階から立案段階へ
2　健康教育の実施/79
　1　実施時の留意点
　2　実施に影響を与える要素

3　健康教育の評価/80
　　1　評価の必要性
　　2　経過評価
　　3　影響評価
　　4　結果・成果評価
　　5　経済的評価
　4　ヘルスプロモーションとプリシード・プロシードモデル/82
　　1　ヘルスプロモーション
　　2　プリシード・プロシードモデル
〈topics〉リスクマネジメント/90

第6章　人間形成の場における健康教育 ―――――93
　1　家庭における健康教育/93
　　1　子どもにとってのストレス
　　2　日本の子どもと家庭がおかれている状況
　　3　家庭における健康教育
　2　学校における健康教育/105
　　1　健康教育と学校保健教育
　　2　健康教育と対人関係
　　3　学校における健康教育の実践
〈topics〉シュワルツァーのHAPAモデル/112

第7章　社会生活の場における健康教育 ―――――113
　1　職場における健康教育/113
　　1　職場における健康教育の意義
　　2　職場における健康教育の内容と方法
　　3　仕事ストレスとその緩和
　　4　職場における健康教育と管理者
　2　地域における健康教育/118
　　1　ヘルスプロモーションにおける健康教育
　　2　コミュニティ介入プログラム
　　3　地域における健康教育的な試み
〈topics〉いじめとその防止/124

第8章 医療・福祉場面における健康教育　125
1 医療・福祉における理念の変化/125
　1 医療モデルから生活モデルへ
　2 最適健康と成長モデル
2 医療場面における健康教育/128
　1 医療の場における多様な健康教育の必要性
　2 医療の場からの社会環境調整
3 福祉場面における健康教育/131
　1 公的措置から利用者の自己選択へ
　2 自己選択，自己責任，ノーマライゼーションと健康教育
　3 在宅福祉・地域福祉
　4 高齢者保健福祉施策（ゴールドプラン21）と健康教育
〈topics〉寝たきりゼロ作戦（地域包括ケアシステム）/136

第9章 ストレス自己管理のための健康教育　137
1 ストレスマネジメント教育とは何か/137
2 ストレスマネジメント教育の歴史/138
　1 欧米に発祥
　2 本邦の歴史
3 ストレスマネジメント教育の種類/141
　1 予防対象別による分類
　2 対象者の年齢による分類
　3 場による分類
　4 期間・形式による分類
4 ストレスマネジメント教育の内容/144
　1 ストレス用語を学ぶ
　2 ストレスの構造を知る
5 ストレスマネジメント教育の評価/149
　1 プロセス評価
　2 波及効果
6 今後の課題/150
〈topics〉高齢者のための回想法/154

第10章　ヘルスケア・システムと健康教育 ―――――155
 1　健康づくりと健康教育/155
  1　健康増進，疾病予防と健康づくりの関係
  2　健康づくりにおける健康教育
 2　行政におけるヘルスケア・システム/158
 3　健康政策と健康教育/161
 〈topics〉「健康日本21」/174

第11章　健康教育指導者の役割と養成 ―――――175
 1　健康教育指導者とは/175
 2　健康教育指導者の役割/177
 3　アメリカのヘルスサイコロジストの資格と教育訓練/181
 4　日本の「認定健康心理士」の資格と教育訓練/184
 5　健康教育の未来/188
 〈topics〉健康顕彰事業/190

索引/191

編集責任者

滝澤 武久（電気通信大学名誉教授）
木村登紀子（聖路加看護大学名誉教授）

執筆者（執筆順）

滝澤 武久（電気通信大学名誉教授）　第1章
山本多喜司（広島大学名誉教授）　第1章トピックス，第8章トピックス，第11章
小笠原正志（下関市立大学准教授）　第2章
津田　彰（久留米大学教授）　第2章
金沢吉展（明治学院大学教授）　第2章トピックス
島井哲志（関西福祉科学大学教授）　第3章
木村登紀子（聖路加看護大学名誉教授）　第3章トピックス，第8章
山崎勝之（鳴門教育大学教授）　第4章
森　和代（桜美林大学教授）　第4章トピックス
野口京子（文化学園大学教授）　第5章
斎藤聖子（大学改革支援・学位授与機構准教授）　第5章トピックス
筒井真優美（日本赤十字看護大学名誉教授）　第6章1
嶋田洋徳（早稲田大学教授）　第6章2
春木　豊（早稲田大学名誉教授）　第6章トピックス
山田雄一（明治大学名誉教授）　第7章1
田中共子（岡山大学教授）　第7章2
田中宏二（岡山大学教授）　第7章2
兵藤好美（岡山大学准教授）　第7章2
小林芳郎（大阪教育大学名誉教授）　第7章トピックス
山田冨美雄（関西福祉科学大学教授）　第9章
長田久雄（桜美林大学大学院教授）　第9章トピックス
石井敏弘（聖隷クリストファー大学教授）　第10章
佐々木雄二（筑波大学名誉教授）　第10章トピックス
小玉正博（筑波大学名誉教授）　第11章トピックス

健康教育概論

第1章
健康教育とは

1 健康教育の意義

　健康教育は，健康の維持・増進と疾病の予防・治療に貢献する健康心理学の1つの重要な応用分野として，位置づけられる。しかしその定義は，必ずしも一致しているわけではない。健康教育はその場面により，学習者，教育内容，教育方法，教育成果などがそれぞれ異なることもあって，健康教育に携わる人によってその定義が異なるとさえいわれている。
　たとえば，健康教育を「健康についての知識と実際に行っていることとのギャップを埋める過程」として定義されることがある(Griffiths, 1972)。ここで強調されているのは，健康教育の過程である。すなわち，健康教育の焦点を健康に関する知識の習得よりも，信念や態度の変容に向けられているという点で，かなり明確な定義である。そしてたしかに学校のような場では，この定義に基づく健康教育実践は効果的である。しかし学校以外の場では，健康に必要な知識と行動の習得をめざす明確なプログラムのもとでの健康教育が実施されることが多いた

め，この定義では物足りないこととなる。

だが広い視野に立って，健康教育のすべての場に共通する包括的な定義を求めるならば，グリーン（Green, L.W., 1980）による次の操作的な定義が，もっとも説得的である。

「健康教育とは，健康へと導く行動の自発的適応を容易にするように計画された学習経験の組合せである」

この健康教育の定義には，健康に関して4つの重要なキーワードが含まれている。

第1に，行動の「自発的」適応が重視されている点である。従来の健康教育は，教育者から学習者への一方的な働きかけによるものが多かった。一方ここでは，健康教育への自発的参加がはっきりと打ち出され，学習者を中心として健康教育を展開するべきことが，提言されている。

第2に，自発的適応を「容易にする」ことが重視されている点である。この用語には，学習者の学習を支援，援助，助力するのが教育者の役割だという意味を含んでいる。これもまた，学習の主体はあくまでも学習者自身であるという教育観の表明だといえる。

第3に，「計画された」学習経験が重視されている点である。ここでは従来の偶発的に実施されてきた健康教育を排除して，これを計画的に組織されたものとする必要性が強調されている。

第4に，学習経験の「組合せ」が重視されている点である。健康教育の学習は，知識の教授という単一の学習経験によるものではなく，多様な学習経験を必要とする。そしてそれらを適切に選択し，適切に組み合わせることによって，実り豊かな健康教育が展開されることとなるのである。

2 健康教育の目標

　健康教育というと，学校健康教育を連想するし，歴史的にも，学校で実施された健康教育が，その出発点だった。しかし今日，健康教育は広い範囲にわたって行われている。学校のみならず，家庭，職場，地域社会，医療施設などが，多くの健康問題に直面し，健康教育に取り組みつつある。
　しかしこれらの場では，学校とは異なる学習者に対し，異なる仕方で健康教育を進めていかなければならない。そのためには，健康教育に関してそれぞれの場に特有の目標をめざして，特有の内容と特有の方法を開発することも，必要となってくる。にもかかわらず，すべての場に共通な目標もあるわけで，これを次の3つにまとめることができる。
(1)学習者が主体的に関与しながら，健康に向けての知識を身につける。
　これは単に知識を受け入れるだけの学習を意味しない。その知識をよく理解したうえで，これを実際の場面に適用してみたり，その知識を分析的に検討したり，他の知識と比べ合わせるなどして知識の総合を図ったり，知識の価値を判断したりするなど，自ら考え，生きた知識として同化する過程が，学習活動の中に含まれていなければならないのである。この点で，情報提供的方法だけでなく，問題解決学習的方法や討議学習的方法などが，積極的に利用されることが望まれる。
(2)信念や態度など，健康に対する積極的な意欲を高める。
　このためには第三者として健康に関する知識を習得するのではなく，学習者自身が健康問題に熱中して取り組むことが必要である。この学習を促進するには，体験学習的方法が好適である。
(3)健康に関する技能に習熟する。

このためには反復経験による学習だけでなく，学習した技能を実生活の中で役立つようにする具体的な方略も身につけなければならない。ここでも体験学習的方法が役立つだろう。

3　健康心理学の歴史と現状

(1)健康教育の発展と健康増進の実践
　健康教育は，100年ほど前から衛生教育と呼ばれて実施されてきた長い歴史をもつ。しかし，それが健康に関する知識の教育を中心として普及し始めたのは1940年頃からだといわれている（吉田，1998）。
　そして1950～60年頃になると，健康に関する知識(Knowledge)の習得を通して望ましい態度（Attitude）の形成とその実践（Practice）へ導くことの重要性に目が向けられ，「KAPモデル」が登場する。しかしここでもなお，健康教育の基本が知識の伝達であるという考え方は，根強く存在していた。
　やがて知識の伝達だけでは，個人の態度を変容させたり健康行動を実践させたりする成果を十分に得られないということに，気づいてきた。そこで，健康行動を動機づけるのは，知識よりも信念(belief)であるという「健康信念モデル」が登場し，このモデルが1970年代の健康教育の主流となるに至ったのである（Rosenstock, 1974）。
　このモデルの基礎となったのは，オルポート（Alport, G.W.）らの社会心理学者の態度研究の成果だった。このように健康教育において，知識の伝達だけに終わらせず，認知，感情，意欲など主観的な動機を重視するべきことに眼が向かったことは，きわめて大きな意義をもつ。それは健康心理学と健康教育との密接な関わりを示す端緒ともなるアプローチだったからである。
　1980年代に入ると，健康教育という用語が一般化する。これと並ん

で，アメリカ心理学会で1978年に健康心理学部会が承認され，健康教育を健康心理学的に取り上げて研究した業績が，次第にあらわれ始めてきた。1986年にカナダのオタワで採択された「ヘルスプロモーション(健康増進)に関する憲章」の中でも，健康教育がヘルスプロモーションの中核であることが，明確に打ち出された。

ヘルスプロモーションとは，病気にかかる前に人々が健康を管理し改善することができるようにする活動である。とりわけ，感染症の著しい減少に伴い，それの予防としてのヘルスプロモーション対策よりも，食習慣や運動習慣など，日常の生活行動の見直しが重視される時代になっただけに，ヘルスプロモーションの中核としての健康教育の実践においても，新しいあり方が求められるようになった。すなわち，健康教育のねらいが，生活の質(Quality of Life：QOL)を改善して，健康なライフスタイルを身につける方向へと，向けられていったのである。

(2)健康教育の転換とエンパワーメント教育の動向

1990年代に入ると，健康教育に新しい局面が開かれてくる。それは，従来の指導型の健康教育から学習援助型の健康教育への転換によって，特徴づけられる。従来の健康教育では，人びとは教育・指導を受けるものとして，受け身的な立場に立たされてきたが，これからの健康教育では，能動的な学習者とみなされ，その学習を援助することが，本来の健康教育のあり方とされるようになった。

この新しい健康教育への転換は，現代のエンパワーメント教育の動向と深く結びついている。エンパワーメントとは，不当な差別を強いられてその能力を生かしきれずにいる打ちひしがれた社会的弱者が，自らを価値ある存在とみなして，自己決定力を高め，自らの力を取り戻していく過程をさす。人間のもつ潜在的能力を生かそうとするこの主張は，アメリカでの人種差別撤廃運動，公民権運動，女性解放運動などの社会改革活動を契機として，世界的に広まっていった。

健康教育の分野でエンパワーメント教育の重要性を最初に唱えたのは，ワラーステイン（Wallerstein, N., 1988）である。彼によれば，健康の最大の危険因子は，無力感にあるが，その原因をなすものは貧困生活，過大な要求水準，他者（医療，薬剤などを含めて）への依存，学習性無気力，慢性のストレス，社会的支援の欠如，医療資源の欠如などがあり得る。エンパワーメント教育は，そういう無力感に陥った患者が，自分自身の抱えている健康問題を明確に意識して，無力感を引き起こした原因に目を向け，これらを克服するため，自らの意志で身体と生活をコントロールする活動に取り組むことにより，その力を回復していくことをねらっているのである。

　学習援助型の健康教育は，このエンパワー教育の理念に基づいて，実施されている。わが国では，地域医療の分野で石川（1998）が推進している「健康学習」が，それである。健康学習は，指導者（医療担当者や教師）の権威と被教育者（患者や生徒）の無力感をつくり出す従来の指導型の健康教育を乗り越えて，人間が本来自分で決定する力をもつという立場から，その力を尊重し，自らの健康には自分自身で責任を負うという人間の主体性を重視する。

(3)ストレスによる問題行動とその対応

　このように人が自らの問題を自分自身で解決できる力を身につけることは，さまざまなストレスを抱えて生活している現代にあって，最重要課題である。実際，ストレスが原因となって生じる問題行動が，最近とみに増え続けている。これらに対して，従来は臨床心理学が対応してきたが，その多くは対症療法的な治療にとどまっていた。しかし，人間自らがストレスを乗り切る力をもつことを学習するのが，新しい健康教育のあり方である。それは，ストレスによる問題行動の予防という積極的な意味をもっている。

　この観点に基づいて，現在，とくに小学校での健康教育の場で，いくつかのプログラムが研究・実践されている。なかでも，「ストレスの

本質を知り，それに打ち勝つ手段を獲得することを目的とした健康教育」(竹中，1997) としての「ストレスマネジメント教育」や，「心理学を中心とした理論と方法を駆使した心の集団健康教育」(山崎，2000) としての「フィークス・プログラム」(PHEECS : Psychological Health Education in Elementary-school Classes by Schoolteachers) などが，注目される。

4　健康の決定因と健康教育

(1)健康を決定する要因
　グリーンによれば，健康を決定する要因として，
　①個人の行動とライフスタイル
　②公衆保健（地域保健）と医療
　③環境
をあげることができるが，健康教育はこれら三者のすべてに関わっている。
　たしかに健康教育は，個人の行動やライフスタイルの改善をめざすという点で，個人に向けられている。しかし従来の健康教育では，健康行動をとるかとらないかは個人の責任だとみなされ，病気になったのは健康になるための努力不足だからといって，その個人が責められた。しかし健康行動は，個人の責任だけに帰せられるべきものではなく，社会（環境，政策，規制，組織など）の責任にも関係している。実際,健康行動を変えるのに有利な条件下にいる人たちと,不利な条件下にいる人たちとでは，健康教育の効果がまったく異なる。
　たとえば,健康に関する情報により多く接することのできる環境,健康教育専門家からの指導や援助を受ける機会を豊かにもてる環境，個人同士が相互に話し合い，励まし合える環境など，健康資源に恵まれ

た条件下にある人びとは，無理なく健康行動を改善することができるだろう。

エンパワーメント教育では，個人のエンパワーメントだけではなく，健康に有利な環境づくりのためのコミュニティ・エンパワーメントも重視されているが，そのためには，住民の主体的参加が不可欠である。と同時に健康教育専門家も，人びとの健康に影響を与える社会的環境や物理的環境の改善を実行する行政担当者や施設管理担当者に働きかけることが必要となるし，地域保健関係者や医療関係者に働きかけることも欠かせない。

(2) グリーンのプリシード・プロシードモデル

この見地からグリーンは，健康教育の企画と実施に必要な診断（社会的診断，疫学的診断，行動的・環境的診断，教育的・組織的診断，管理的・政策的診断）の枠組みと，実施後に行う評価（経過評価，影響評価，結果評価）の枠組みとを開発している。これが，プリシード・プロシードモデルである。

このモデルの特色は，健康行動の形成と維持のためには，準備・実現・強化の3要因が不可欠であることを指摘した点である。従来の健康教育では，もっぱら準備要因に重点がおかれていた。すなわち教育者の役割は，健康に関する知識，態度，信念など，行動を始める際の動機づけとなるものを形成することに限られていた。

しかし，これらの準備要因を健康行動に結びつけるような要因（実現要因）も，無視できない。たとえば健康に関連した社会的資源（財源，手段，援助など）に接近したりそれを利用したりしやすいこと，健康に関連した技術を習得できることなどである。さらに自分の健康行動が周囲の人びとから補強される要因（強化要因）も，欠かせない。たとえば健康行動を持続したり繰り返したりするために必要な報酬とか，周囲の人びとの励ましのことばや態度などである。この視点からグリーンらは，生活の質の向上をめざす健康教育に，すべての人が無

理なく自発的に接近していくことができるよう，政治的・経済的支援と介入を含めた環境整備の必要性を強調している。

このプリシード・プロシードモデルを基盤として，アメリカ健康財団は「自分の体を知ろう（Know Your Body：KYB）」プログラムを開発した（Walter et al., 1988）。このプログラムは，健康診断，健康教育カリキュラム，評価，および（家庭や地域における）課外活動からなるが，その中核となるのは，健康教育カリキュラムである。それは，現在，幼稚園から小学生までを対象としたものがつくられており，その内容として，薬物(喫煙，飲酒を含めた)，食生活，運動など，生活習慣病の危険因子の低減をはじめ，発育・発達，安全教育，歯科保健，感染症予防，消費者保健，メンタルヘルス，環境保健などが取り上げられている。

(3)健康教育と個人のライフスキルの形成

この健康教育カリキュラムの実施にあたって，KYBはプリシード・プロシードモデルの準備・実現・強化の3要因を重視している。この場合，強化要因は，行動を繰り返したり持続させたりしてその変容に導く要因であるため，課外活動など主として教室外での教育対象であるのに対し，準備要因は，知識，態度，信念，価値観などを形成して行動を動機づけるという点で，そして実現要因は，個人のスキルの形成を通して，動機を行動に結びつけるという点で，教室内での教育対象である。

この実現要因に含まれるスキルとしてとくに重視されているのが，ライフスキルである。そのライフスキルには，目標設定スキル，意志決定スキル，コミュニケーションスキル，ストレスマネジメントスキル，およびセルフエスティーム（肯定的自己概念）の5つのスキルがある。計画の段階では目標設定と意志決定のスキルが，実行の段階ではコミュニケーションとストレスマネジメントのスキルが，重要な役割を果たすが，これらのスキルを支えているもっとも基礎的なスキル

が，セルフエスティームを維持するスキルである。KYBでは，これらのライフスキルの教育が健康な行動変容の基本とみなされているため，個々の健康教育カリキュラムの学習に入る前に，ライフスキルの学習をとくに取り上げて実施するようにしているのである。

わが国でもこのKYBの普及をめざして「日本KYB研究会(JKYB)」が結成され，喫煙防止，食生活教育，エイズ教育などのプログラムを開発・研究するなどして，活発な活動を展開している（川畑，1996）。

5 健康教育と健康心理カウンセリング

健康教育は，疾病予防の教育にとどまらず，安全教育，性教育など広い分野にわたっているが，その究極のねらいは，各人がライフスタイルを改善して生活の質の向上をめざすことにある。また，健康教育の目標や内容も，どの分野の教育を取り上げるか，人間の発達過程の中のどの段階の対象者たちに健康教育を実施するか，さらにどんな場面で健康教育を行うか，などに応じて異なっているため，それぞれの分野，年齢，場面にふさわしい仕方で，健康教育が企画され，実践されることとなる。

近年健康教育の科学的研究が進むとともに，健康心理学における独自の技法が，健康教育の中でも取り上げられて，実践されつつある。なかでも，健康教育を進めるにあたってとりわけ利用的価値の高い技法として，健康心理カウンセリングをあげることができる。

「健康心理カウンセリングとは，クライエントが健康についての種々の情報をよく知らされたうえで，自分で自分の行動を決定し，よりよいライフスタイルを築いていけるように，カウンセリングの技法を用いて援助していくことである」（野口，2002）。

この意味では，健康教育と健康カウンセリングとは，ほぼ同じ課題

に取り組んでいるわけで，両者を厳密に区別することは難しい。事実，健康教育は健康心理カウンセリングの技法を用いることにより，その教育効果をいっそう高めることができる。

ただし健康心理カウンセリングは，健康に関する問題に適応していないクライエントに対して行われるのに対し，健康教育では，生活の質の向上をめざしてよりよいライフスタイルの構築へ向かうよう援助されるという点で，すべての人間が学習者となり得る。

確かに，一般のカウンセリングの技法も，健康教育の実践にとって必要である。しかし一般のカウンセリングでは，主としてクライエントの抱えている問題症状とか弱さなどのマイナスの側面を改善するための援助に向けられている。一方，健康心理カウンセリングでは，自己効力感や自尊感情などのプラスの側面に焦点があてられ，本人の長所や成長した点などの肯定的な資質・能力が引き出され，それが広げられ強められつつ，病んだ部分と置き換えられていく過程が重視される。

従来の健康教育の多くは，不健康な状況やその危険因子の除去と矯正へと向けて，実施されてきた。いわば，医療モデルに基づく健康教育が主流だった。しかしこれからの健康教育は，各人の本来もっている良さ，強さ，成長力などの積極的な側面に焦点をあてる健康心理学のモデルに基づいて，実践されなければならない。この点でもこれからの健康教育にとって，健康心理カウンセリングはきわめて重要な役割を果たすこととなるのである。

文　献

Green, L. W., Kreuter, M. W., Deeds, S. G., & Partridge, K. B.　1980　*Health education planning : A diagnostic approach.*　Palo Alto, CA : Mayfield Publishing Co.

Griffiths, W.　1972　Health education definitions, problems, and philosophies. *Health Education Monographs*, **31**, 12-14.

石川雄一　1998　健康学習の展開　石井敏弘(編)　健康教育大要　ライフ・サイエンス・センター　Pp.173-178.
川畑徹朗(編)　1996　健康教育とライフスキル学習　明治図書
野口京子　2002　健康心理カウンセリングの基本　日本健康心理学会(編)　健康心理学概論　Pp.181-189.
Rosennstock, I. M.　1974　Historical of the health belief model. *Health Education Monographs*, **2**(4), 328-335.
竹中晃二(編)　1997　子どものためのストレス・マネジメント教育　北大路書房
山崎勝之(編)　2000　心の健康教育　星和書店
吉田　享　1998　健康教育の動向　石井敏弘(編)　健康教育大要　ライフ・サイエンス・センター　Pp.148-159.
Wallerstein, N., & Bernstein, E.　1988　Empowerment education : Freire's ideas adapted to health education. *Health Education Quarterly*, **15**, 379-394.
Walter, H. J., Hoffmann, A., Vaugham, R. D., & Wynder, E. R.　1988　Modification of risk factor for coronary heart disease : Five year results of a school-based interventional trial. *The New England Journal of Medicine*, **318**, 1093-1100.

《topics》
❖ホリスティック教育

　ホリスティック（holistic）ということばは，ギリシア語のホロス（holos）を語源としており，全体的，包括的，総合的，全人的というような意味があります。デカルトに始まる近代合理主義の特徴の1つは，複雑な現象を細かい構成要素に還元することによって全体を理解しようとする要素還元論です。たとえば，物質を分子，原子，量子，素粒子と最小の単位にまで徹底的に分析することで物理学は進歩しました。医学の進歩も同様です。それによってわれわれは現在，科学技術や物質文明の恩恵を受けています。しかし，極端に要素還元論を進めると部分や細部分は明らかになるが，部分間のつながりや全体に立ち戻ることがおろそかになりやすいのです。

　ゲシュタルト心理学では「全体は部分の総和以上である」といいます。いくら部分を寄せ集めても全体にはならないという意味です。近代医学の将来に危機感を抱いた人たちが，その危機を乗り越えるものとして「ホリスティックヘルス」「ホリスティック医学」ということばを使い始めたことに端を発し，教育界でも「ホリスティック教育」ということばが使われだしました。現代の学校教育では，学習内容を各教科に分け，教科は単元に細分化されて教えられ，それらの相互の関係づけがなされていないことが多いのです。個々ばらばらの知識はもっていても，全体を統合的に理解して，新しい領域を開拓することには結びつきにくいのです。

　ホリスティック教育でいちばん重要視するのは「関わり」の教育です。論理的思考と直感との関わり，心とからだとの関わり，知のさまざまな分野の関わり，教師と子どもとの関わり，友だち同士の関わり，個人とコミュニティとの関わり，人間と環境との関わりに目覚めることが大切です。ホリスティック教育では，教育作用を①トランスミッション（伝達），②トランスアクション（交流），③トランスフォーメーション（変容），の3つに分類しています。①は知識伝達型の教育で，②は学習者と学習課題との相互作用によって学習が進行し，③は人間と社会が同時に変容するというホリスティックな立場から学習者と学習課題との関係を単なる認知的レベルでの相互作用と考えないで，認知，感情，道徳，美的，身体的，精神的なものを含んだ包括的なものとしてとらえます。

　ホリスティック教育では，これら3つの立場を統合して，つながりや関わりを深める教育を主張しています。

（山本多喜司）

第2章
健康行動のモデル

1 健康行動

1 健康行動の概念

　1日24時間の過ごし方は，まさに人それぞれである。こうした行動様式は，長年にわたって繰り返されることで習慣化し，個々の生活習慣 (lifestyle) が形成される。健康は，運動不足，過食，睡眠不足など行動の習慣化により大きな影響を受ける。

　健康行動 (health behavior) は，無症候状態における病気予防を目的とする行動だけに限ることもある。しかし，ここでは健康のあらゆる段階にみられる「健康の保持・増進，病気からの回復を目的として行われる行動」（宗像，1990）として定義する。つまり，労働，睡眠，運動，休養，そして食行動など，ある意味で日常生活のすべての活動は健康行動としてとらえることができる。

　健康教育 (health education) や健康増進活動 (health promotion) においては，介入によって，これらの健康行動を好ましい方向に変化

させることがもっとも重要な関心事である。

健康行動は，目に見える明らかな行為のみならず，記録や測定が可能な精神状態や感情までも含むことがある。ゴクマン（Gochman, D. S., 1982）の定義によれば，健康行動とは，①信念，期待，動機，価値，知覚，その他の認知要因といった個人の特質，②情動的な状態や特性を含む人格特性，そして③健康の維持・増進・回復に関係する明らかな行動パターン，行為，習慣をさす。より広義には，社会的変化，政策の策定や施行，コーピングスキルの向上，生命の質（QOL）の向上など，個人はもとより，集団や組織での活動やこれらに影響する決定要因，関連要因，結果要因をさす（Glanz et al., 1997）。

2　健康行動の分類

(1) 健康段階別からみた健康行動

カスルとコブ（Kasl S.V. & Cobb, S., 1966）は，病気の発展段階に応じて，健康行動を次の3つに分類区分した。

①予防的健康行動（preventive health behavior）

　自らを健康状態にあると信じる人が，無症候状態にあっても，病気の予防・発見のために行うあらゆる活動

②病気行動（illness behavior）

　自らを病気になっていると感じる人が，自らの健康状態を知り，適切な治療法を求めるために行うあらゆる活動

③病者役割行動（sick-roll behavior）

　自らを病気だとみなしている人が，病気の回復のために行うあらゆる活動

宗像（1990）は，カスルとコブによる分類を発展させ，健康段階別に健康行動を分類し，説明している（図2-1）。

①健康増進行動

　健康増進のために行う行動で，積極的に健康を探究する（たとえば，

定期的に運動をする，健康的な食事をとる)。
②予防的保健行動
　病気にかからないようにするための予防的な行動（たとえば，外出から戻ったときに，うがいや手洗いを励行する)。
③病気回避行動
　心身の不調に気づいたときに行う養生行動（たとえば，半健康な状態のとき，これ以上不調にならないように休養をとる)。
④病気対処行動
　病気に気づいた状態で，医療機関への治療を行う行動や，病気から回復するために患者としての役割を果たす（たとえば，薬を飲む，仕事を休んで病気からの回復を図る)。
⑤ターミナル対処行動
　死への気づきによって，人生の終焉にそなえる（たとえば，家族に囲まれながら，残された日々を有意義に，充実して過ごす)。

(2) 目的別からみた健康行動
　健康行動は，目的別に次のように分類される。
①セルフケア行動
　自らの健康は自らが守るという信念に基づき，本人自身が行う，保

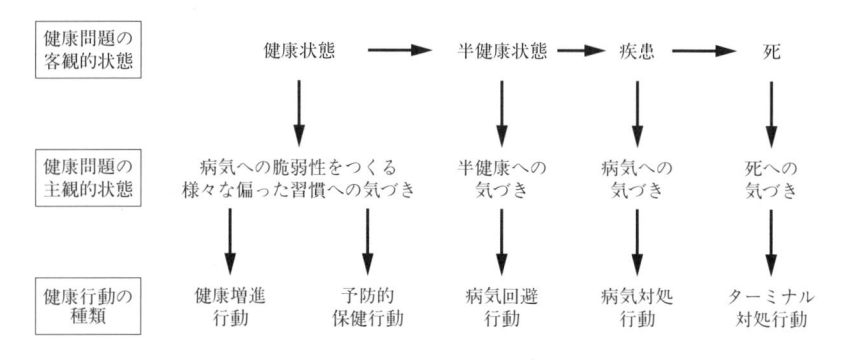

健康問題の客観的状態	健康状態 →	半健康状態 →	疾患 →	死
健康問題の主観的状態	病気への脆弱性をつくる様々な偏った習慣への気づき	半健康への気づき	病気への気づき	死への気づき
健康行動の種類	健康増進行動　予防的保健行動	病気回避行動	病気対処行動	ターミナル対処行動

図2-1　健康段階別からみた健康行動のカテゴリー（宗像，1990）

健もしくは治療行動（たとえば，運動継続，健康診断，休養）。
②コンプライアンス行動
　医学的治療を受けているクライエントが，健康のために必要または有効とされる指示に従う（たとえば，処方薬を服用する，食事制限，定期検診）。
③ウェルネス行動
　あらゆる健康段階における人間の可能性の個性的実現を目的とした行動。より高いレベルの生活機能に向けた行動パターンの実行（たとえば，より望ましいライフスタイルを形成し，自己成長を図るために，動機づけと目標設定，明確な目的をもった行動を遂行する）。

(3)その他の分類
　マタラゾー（Matarazzo, J. D., 1980）は，健康に悪影響を及ぼす行動を病原体に，そして健康に好影響を及ぼす行動をワクチンや免疫抗体になぞらえて，健康行動を説明している。
①行動的病原（behavioral pathogen）
　喫煙，過度の飲酒，過食，運動不足，睡眠不足，過度の情動興奮など健康をそこねる行動をいう。
②行動的免疫（behavioral immunogen）
　定期的に健康診断を受ける，規則正しい生活，バランスのよい食事，予防接種を受けるなど，健康を守る行動をいう。
　このような考え方は，生活習慣病が，「食習慣，運動習慣，休養，喫煙，飲酒等の生活習慣がその発症・進行に関与する疾患群」（厚生省，1997）として定義されていることからみて，妥当といえる。また，生活習慣病がわが国の死亡，疾病，障害の大きな原因となっている点で，しかもそれらが行動変容によって予防することが可能である点でも説得力を有している。

表2−1　健康行動のアセスメント項目（津田ら，2001）

栄養と食習慣
　　規則的な食事（食事回数），果物，塩分，脂肪，繊維性食品，朝食，間食，ダイエット

嗜好品
　　タバコ，アルコール，コーヒー，薬物乱用

ポジティブ健康行動の実践
　　適度な睡眠時間，規則的な運動習慣，歯磨き，直射日光の回避

安全行動
　　運転行動（シートベルトの着用，制限速度の順守，飲酒運転をしない），安全なセックス，環境衛生，家の保全

予防的行動
　　血圧測定，定期的検診（自己，専門家），予防注射，がん検診，医療機関の適切な利用

3　健康行動のアセスメント

　健康行動として，アセスメントされる代表的な項目を表2−1に示す。また，健康行動は次の健康リスク行動とポジティブ健康行動の2つの側面からもアセスメントされている（津田ら，2001）。

①健康リスク行動
　病気や事故にあう危険性を高めるような活動で，この場合，本人の気づきは問題にしない（たとえば，喫煙，飲酒運転，不特定多数とのセックス）。

②ポジティブ健康行動
　病気の初期段階や予防のため，あるいは健康増進のために，病気や障害を発見し，事故の危険を未然に防ぐのに役立つ活動（たとえば，車を運転するとき制限速度を守る，食事の後には歯磨きをする）。

表2-2　健康行動の影響要因（津田ら，2001）

一般的素因 　パーソナリティ，楽観性，ハーディネス，自己一貫性 **健康態度** 　健康価値，パーソナル・コントロール（健康に関連したコントロールの所在，自己効力感），主観的規範，行動の意図，動機づけ，ソーシャル・サポート，健康信念（病気に対する主観的な脅威，健康行動を実行することによる効果と障害の予想） **健康知識** 　健康危険性と行動をつなぐ知識 **社会文化的要因** 　伝統，宗教的慣習，家族の習慣，日課，ソーシャル・ネットワーク	**法律** 　年齢制限，販売規制 **マクロ経済** 　税金，消費税 **厚生行政** 　検診，予防注射 **健康サービス** 　情報，利便性，施設・設備 **社会・人口属性的特性** 　教育，性，社会経済状態 **健康状態** 　障害，治療の必要性

4　健康行動の影響要因

　健康行動に影響を及ぼす要因は，表2-2に示すように種々ある（津田ら，2001）。とりわけ，健康行動を根底で支えている健康態度や健康信念，健康知識などの心理的要因がとくに重要といえる（野口，1998）。

(1)健康態度

　健康に対して，持続性のある一貫した一定の反応傾向は，とくに健康態度（health attitude）と呼ばれる。健康態度は，健康行動に導くと予測される内的過程であり，次の3つの要素から成り立つ。

①認知的要素

　健康に関わる知識や信念，評価

②感情的要素

　健康行動に対する，好きか嫌いの感情的構え

③行動傾向

　健康に対する接近－回避傾向

第 2 章　健康行動のモデル

　これら個人の中にある価値観，認知，感情を探ることで，具体的な健康行動を予測することが可能になる。

(2)健康信念

　健康リスク（危険性の認識）や健康行動の恩恵についての意識性は，健康信念（health belief）と呼ばれる。健康信念はその人の健康観を反映しており，健康知識とも深く関わっている。

2　個人の健康行動モデル

1　健康信念モデル

　健康信念モデル（health belief model）は，1960年代にアメリカの

```
┌─────────┐  ┌─────────┐    ┌─────────┐  ┌─────────┐
│ 主観的  │  │ 疾患の  │    │ 健康行動 │  │健康行動を│
│罹患可能性│  │主観的重篤度│  │  による  │  │実行するときの│
│         │  │         │    │主観的利益│  │主観的負担感│
└────┬────┘  └────┬────┘    └────┬────┘  └────┬────┘
     │            │              │            │
     ▼            ▼              ▼            ▼
   ┌─────────┐              ┌─────────┐
   │健康障害に│              │健康行動の│
   │  対する  │              │ 有効性に │
   │個人的脅威│              │ 関する信念│
   └────┬────┘              └────┬────┘
        │                        │
        ▼                        ▼
           ( 健康行動 )
```

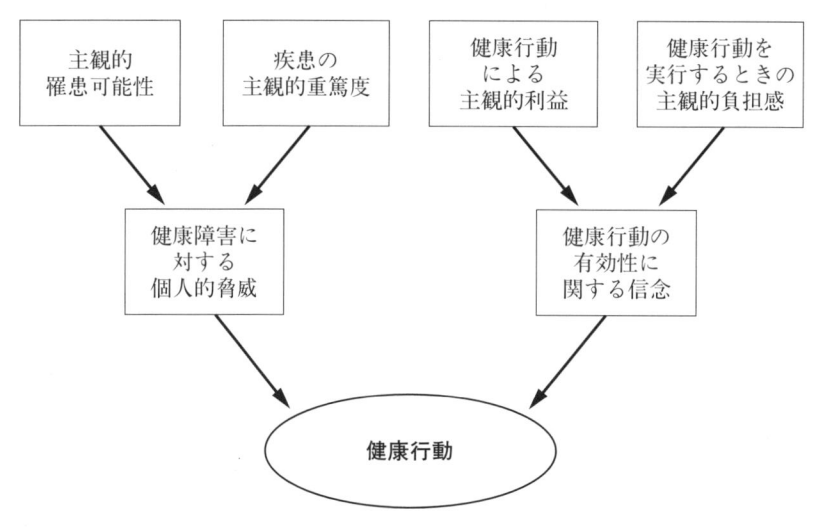

図 2 − 2　健康信念モデル（Becker, 1974）

社会心理学者ローゼンストック (Rosenstock, I. M., 1966) により提唱され，後にベッカー (Becker, M. H., 1974) によって発展した理論である。

公衆衛生の分野では，結核検診や子宮癌検診など，無料または低料金で受けられる公共サービスがあるにもかかわらず，受診しない人びとが大勢いるという問題を抱えている。この理論は，こうした疾病の早期発見・予防のために効果的な介入方法を開発するうえで前提となる健康行動を理解し，説明するために考案された。

このモデルにおいて，健康行動は，次にあげる4つの信念（belief）により決定された結果として，予測される（図2-2）。

①主観的罹患可能性（perceived susceptibility）
　病気のかかりやすさの自覚（たとえば，私は，糖尿病になるかもしれない）。
②疾患の主観的重篤度（perceived severity）
　病気の重症度に関する自覚（たとえば，糖尿病はたいへんな病気だ）。
③健康行動による主観的利益（perceived benefit）
　ポジティブ健康行動を実行することで得られるだろうと予想する利得（たとえば，食事に注意すれば，糖尿病にならないだろう）。
④健康行動を実行するときの主観的負担感（perceived barrier）
　健康行動を行うときの障壁や支障，負担の自覚（たとえば，食事のコントロールは面倒だ）。

このうち，主観的罹患可能性と疾患の主観的重篤度は，直接的に健康行動の実行につながるものではないが，もしそのままの生活習慣を続ければ病気になるかもしれないという疾病への脅威を形成する。こうした個人的脅威は，食事療法を行うなどの健康行動に結びつく可能性があるが，同時にその一方では時間的，身体的，心理的，経済的な負担を強いられる。

人は，こうした健康行動による利益（たとえば，糖尿病を予防できるかもしれない）と不利益（たとえば，何かと面倒である），また，そ

のままの生活習慣を続けた場合に生じる不利益（たとえば，糖尿病が発症するかもしれない）と利益（たとえば，何かと楽でよい）について分析する。

これらのプロセスを通して，健康行動の有効性に関する信念が形成され，健康障害に対する個人的脅威と相まって，実際の健康行動に結びつくと考えられる。

2　合理的行為の理論

合理的行為の理論（theory of reasoned action）は，社会心理学者フィッシュバインとエイゼン（Fishbein, M., & Ajzen, I., 1975）により提唱された。このモデルでは，健康行動が，行動意図（behavioral intention）によって導かれると考える。つまり，人は入手可能な情報を理性的に予測して意図する。意図すれば行動し，意図しなければ行動しないことを前提としている。したがって，あらかじめ行動意図を予想し，そのうえで健康行動を予測し，説明する（図2－3）。

行動意図に影響を与える要因としては，行動に対する態度と主観的

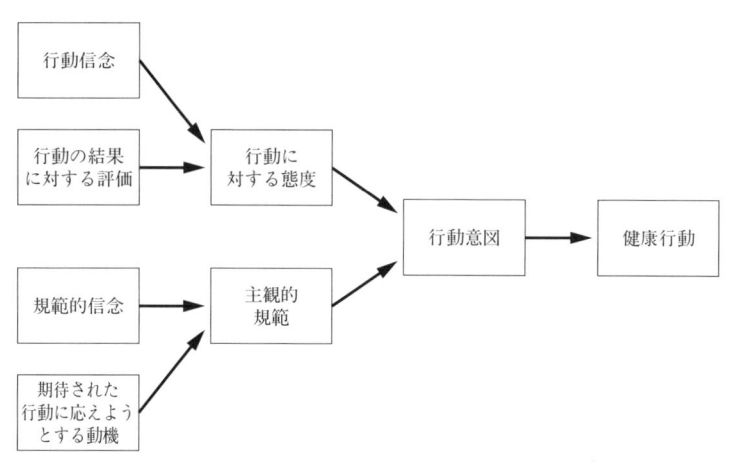

図2－3　合理的行為の理論（Fishbein & Ajzen, 1975）

規範 (subjective norm) の2つがあげられる。このうち，行動に対する態度は，行動をとった結果についての行動信念(behavioral beliefs)と，その結果に対する評価とをそれぞれ掛け合わせた関数である。

また，主観的規範は，重要他者がその行動を期待するかどうかについての信念を示す規範的信念 (normative beliefs) に，期待された行動に応えようとする動機とを乗じた関数であると説明する。

3　行動計画理論

合理的行為の理論は，後にエイゼン（Ajzen, I., 1991）によって，さらに包括的に拡張され，行動計画理論 (theory of planned behavior) へと発展した。このモデルでは，行動意図が，行動目標を追求するときの計画であると考え，行動に対する態度と主観的規範の2つの要因からなるオリジナルの理論に，行動コントロール感（perceived behavioral

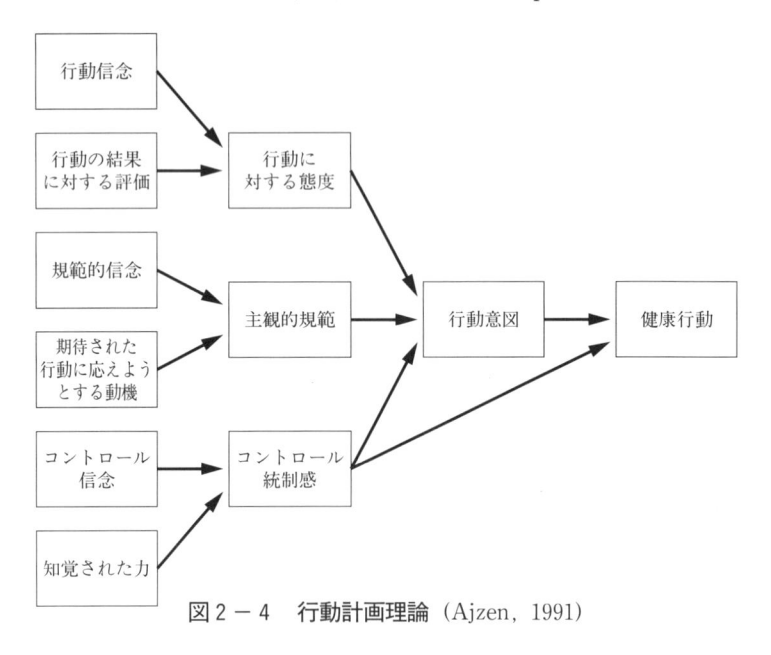

図2-4　行動計画理論（Ajzen, 1991）

control) が新たに加えられた (図2－4)。

　行動コントロール感は,行動に対する見込みを示すコントロール信念と,その見込みに対する強さの程度を示す知覚された力(perceived power)により決定され,行動意図と行動の両方に独立して関与する。このモデルでは,行動コントロール感が高いほど,好ましい健康行動に向けたより一層の努力がみられると説明する。

4　理論横断モデル

　理論横断モデル (trantheoretical model) は,これまでの健康行動の変容（介入）に関するさまざまな理論について,そのプロセスと原則を統合し,発展させた,新しいモデルである。タバコをやめられない人たちへの効果的な禁煙プログラムを開発する目的で,プロチェスカとディクレメンテ (Prochaska, J. O. & DiClement, C. C., 1983)がはじめて提唱した。このモデルは,当人のレディネス（準備性）に焦点を合わせており,らせん構造をなす5つの行動変化ステージ(stage

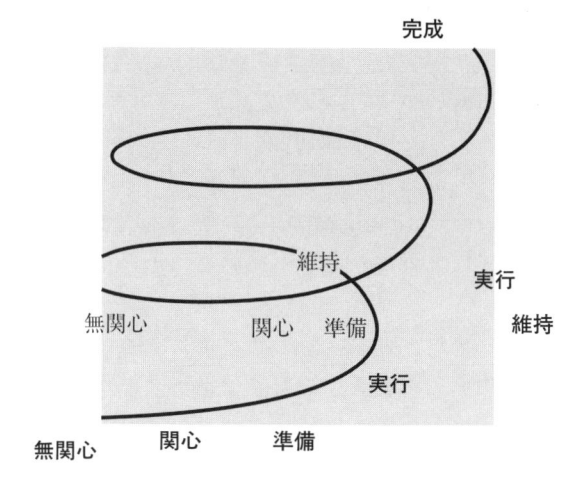

図2－5　理論横断モデル (Prochaska et al., 1992)

of change）を通して，行動変容が進んでいくと考える（図2－5）。現在では，アルコールや薬物依存，抑うつ，パニック障害，摂食障害，運動不足などさまざまな問題に対する介入方法として適用され，効果をあげている。

　このモデルが広く支持されているのは，各人の体型に合わせて服をあつらえるように，行動変化のステージに沿った，テーラーメード（tailor made）による介入方法を適用することで，介入効果を高めることができるからである。5つの行動変化ステージは次のとおりである。
①無関心ステージ（precontemplation）
　半年以内に健康行動を行おうという意図がない（たとえば，禁煙しようとはまったく思っていない）。
②関心ステージ（contemplation）
　半年以内に健康行動を起こそうと思っている（たとえば，禁煙しようと思ってはいるが，まだ実行する気になれない）。
③準備ステージ（preparation）
　1か月以内に健康行動を起こそうとしており，実践する準備ができている（たとえば，禁煙を始めようとしており，実行のきっかけを待っている）。
④実行ステージ（action）
　半年未満ではあるが，健康行動を実践している（たとえば，禁煙を開始した）。
⑤維持ステージ（maintenance）
　健康行動を半年以上継続して行っている（たとえば，禁煙をずっと続けている）。

　理論横断モデルでは，図2－6に示したように，ステージに応じて，10のプロセスを用いると介入が効果的に進むことを示している。
①意識高揚（consciousness rising）
　行動変容を勧める情報を得たり，学んだりすること。
②動的安堵（dramatic relief）

非健康的な行動を続けることに対して，恐れ，不安，心配といった否定的な感情をもつこと。
③環境再評価（environmental-reevaluation）
　身近な社会環境や自然環境において，非健康的な行動に対する否定的な影響や健康的な行動に対する肯定的な影響を認識すること。
④自己再評価（self-reevaluation）
　行動を変容することは，自分自身のアイデンティティにおいて重要な位置を占めると認識すること。
⑤自己解放（self-liberation）
　行動を変える誓いを立てること。
⑥偶発的事件の対処（contingency management）
　健康的な行動変容に対する報酬を増やし，非健康的な行動に対する報償を減らすこと。
⑦支援関係（helping relationships）
　健康的に行動を変容するためにソーシャルサポートを得たり，求めたりすること。
⑧拮抗条件づけ（counter conditioning）
　非健康的な行動や認知を健康的なものに置き換えること。
⑨刺激コントロール（stimulus control）

変化ステージ				
無関心	関心	準備	実行	維持
意識高揚 動的安堵 環境再評価		自己解放	偶発的事件の対処 支援関係 拮抗条件づけ 刺激コントロール 社会解放	
	自己再評価			

図2−6　各行動変化ステージに重要なプロセス

非健康的な行動を思い出したり，引き起こすきっかけとなるものを取り除き，健康的な行動を起こすように思い出すことや，きっかけとなるものを増やす。
⑩社会解放（social liberation）
社会的な規律が，健康的な行動変容を支援する方向に変化していることを認識すること。

3 個人間の健康行動モデル

1 社会的学習理論

社会的学習理論(social learning theory)は，バンデューラ(Bandura, A., 1977)によって提唱されたもので，健康行動を説明，予測するきわめて重要な概念として，研究者から広く支持されている。人間の行動を決定する要因には，先行要因，結果要因，認知要因の3つがあり，これらの要因が絡み合って，人と行動，環境という三者の間の相互作用が形成されている。この理論では，行動の先行要因としての予期機能を重視しており，行動変容に影響を及ぼす2つの予期機能（結果予期と効力予期）をあげている（図2－7）。

結果予期とは，ある行動がどのような結果を生み出すかという予期

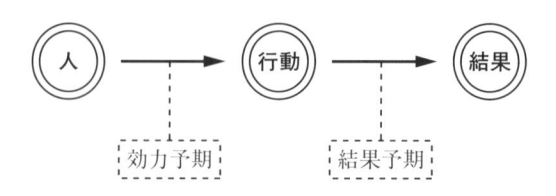

図2－7 効力予期と結果予期（Bandura, 1977）

をさす。また，効力予期は，ある結果を生み出すために必要な行動をどの程度うまく行うことができるかという予期をいう。そして，自分がどの程度の効力予期をもっているかを認知したとき，その個人は自己効力感 (self-efficacy) があるという。つまり，ある行動を起こす前にその個人が感じる遂行可能感，自分自身がやりたいと思っていることの実現可能性に関する知識，あるいは自分にはそのようなことがここまでできるのだという考えをさす。

　健康心理学の分野では，健康のためによいとされる行動に対して，その行動をうまくできるというこのような自己効力感（すなわち，自信）があれば，その人がその行動を実行する可能性が高くなり，また，行動を維持しやすくなると考えられている（松本，2002）。具体的に，境界型糖尿病患者の例をあげると，食事制限をすれば血糖値をコントロールするのに効果があるとわかっていても，当人が「私は，自分で食事をコントロールすることができない」と思っている場合には，食事制限に消極的な姿勢をとると考えられる。しかし，栄養指導を受けて，食事管理のやり方に対して自信が出てくれば，食事制限を今後続けていこうと思い，行動も維持されやすくなる。

　この自信は，次に述べるような4つの情報源から生まれるといわれている。

　①自分で実際に行い，成功体験をもつこと(遂行行動の達成)，②うまくやっている他者の行動を観察すること(代理的体験，モデリング)，③自己強化や他者からの説得的な暗示を受けること(言語的説得)，④生理的な反応の変化を体験してみること（情動的喚起）。

　自己効力感は，行動に対して影響を与えるだけではなく，思考パターンや感情的な反応にも影響を与える。そして不安を和らげたり，種々の出来事に対する個人の対処能力を高める。自己効力感を高めることは，禁煙や減量プログラムなどの介入において，成果を上げるためにとくに重要である。

2　ソーシャルサポート

　ソーシャルサポート（social support）は，人間が生きていくうえでさまざまな場面で他者から受ける有形無形の支援を意味し，社会的支援と訳す。ソーシャルサポートのとらえ方は，研究方法の視点によって異なるため，多様であり，一定していない。
　個人が支援を受ける社会的関係や構造に着目した概念として，社会的統合（social integration）と社会的ネットワーク（social network）がある。社会的統合は，社会的な絆の存在とその量をいう。社会的ネットワークは，個人を中心とする網目状をなす社会的関係をさす。その構造は，ネットワーク内における当事者と他者との個別の関係性あるいは，ネットワークを全体としてとらえた特性として分類される。
　ソーシャルサポートは，社会的ネットワークにおける重要な機能の1つである。次の4つの支援行動や行為をあげている（House, 1981）。
①情緒的サポート
　　共感，愛，信頼などの表現
②手段的サポート
　　必要を感じている人を直接的に支援し，認知できる援助とサービス
③情報的サポート
　　問題解決のために用いることができるアドバイス，示唆，情報
④評価的サポート
　　フィードバック，強化，社会的比較など自己評価に役立つ情報
　ソーシャルサポートは，健康行動の実行，セルフケアや治療へのアドヒアランス（患者が了承した治療法や健康実践法を継続する度合い）を左右する重要な要因であるという指摘が多くなされるようになってきた（津田・羽山，2001）。たとえば，ダイエットについて考えてみる。ダイエットを長期間続けることはそれほど簡単なことではない。そのような場合，家族や友人からの励まし，一緒にダイエットをする仲間

からの情報やアドバイスなどの支援を受けることによって，ダイエットを継続することができる。

ダイエット実行中に直面する，空腹感や欲求不満などのストレッサーに対して，上述のようなソーシャルサポートを受けることで，それらにうまく対処することができ，ストレッサーの悪影響を緩和することで，健康行動の維持，ひいては健康につながると考えられる。あるいは，ダイエットで困った問題が起こっても，実際には支援を受けていなくても，必要なときには周囲から受けることができるのだと自分で思っていると，ストレッサーに対する評価が変わり，健康を維持する方向にソーシャルサポートが機能することもある。

4　社会の健康行動モデル

1　ヘルスプロモーション

現代社会では，どうしても運動不足，過食などになりやすく，健康上好ましい生活習慣を実行しにくい状況にある。どのような生活習慣をとるかは，本来各人の意志決定にゆだねられるべきではあるが，その選択と結果をすべて個人の責任に帰するわけにもいかない。そのため，社会としては，人びとが健康的な生活習慣を自発的に選択できるように教育し，環境を整備する責任がある。

これらのソーシャルサポートは，ヘルスプロモーション (health promotion) と呼ばれ，健康増進活動，または健康づくりとも訳される。1986年に発表されたオタワ憲章 (Epp, 1986) において，ヘルスプロモーションとは，「人々が自らの健康をコントロールし，改善することができるようにするプロセスである」と定義され，世界的なインパクトを与えた。その後，グリーンとクロイター(Green L. W., & Kreuter,

M. W., 1991) により, この概念が発展し,「健康に資する生活行動や生活状況に対する教育的支援と環境的支援の組合せである」と定義づけられた (図2 - 8)。

ここでいう教育的支援とは, 健康によい行動が自発的にとれるようにする学習の働きかけであり, いわゆる健康教育である。また, 環境的支援とは, 社会, 政治, 経済, 組織, 政策, 法制など健康に関係する行動に相互に影響を及ぼす望ましい状態をさす。

2　コミュニティ・オーガニゼーション

ヘルスプロモーションは, 個人, 集団, コミュニティのいずれをターゲットにして推進してもよいが, 中心基地として最適な場所はコミュニティである。たとえば, ウォーキング普及プログラムを展開しようとしたとき, 国のレベルでは漠然として身近に感じにくいし, 個人レベルの場合では, 実施する人が少数に限定されてしまう。

ヘルスプロモーションは, 地域, 職場など, 本人に近いコミュニティで推進されると, 計画そのものが身近にかつ適切に感じられ, 積極的に企画段階から参画できる。

コミュニティ・オーガニゼーション (community organization) は, ヘルスプロモーションを推進するための地域住民による自主的かつ組

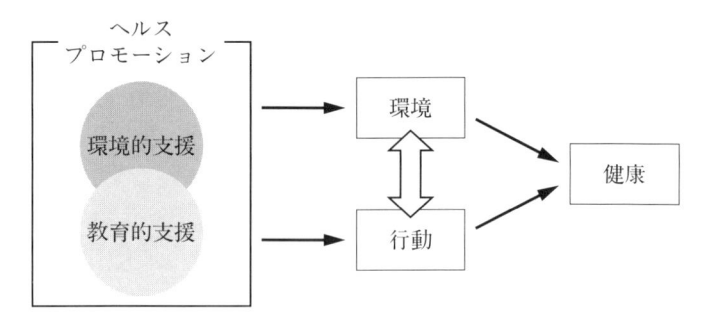

図2 - 8　ヘルスプロモーションの概念 (Green & Kreuter, 1991)

織的な活動をいう。ここで重要なことは，1）住民の積極的参加，2）地域内の健康問題の把握，3）住民ニーズの解決，4）社会資源の利用と調和，5）地域内諸事業，諸活動の調整と協力，6）住民主導の民主的運営と専門性との協調などである。

　コミュニティ・オーガニゼーションの展開例を示すと，次のようになる。

①既成あるいは任意の団体が地域の健康問題に関心をもつ
②地域の実態の把握（疫学的・社会的診断，行動的診断，教育的診断，管理的診断）
③問題の発見と分析
④目的の明確化
⑤企画の立案（目的に合うテーマの選択と位置づけ，対象の決定）
⑥実施方法の選定
⑦実施(生活習慣の改善は自助の精神によることを PR し,住民同士の協力とプログラムに対する住民参加を呼びかける)
⑧社会資源の利用（医師会や保健師，看護師など利用し得る人材および物的資源を活用する）
⑨公的機関と連携しながら各種の組織間の協力関係の調整をする
⑩評価（効果評定はプログラムの初期に経過評定，中期には行動に影響を与えている諸要因の影響評定。最後に健康と QOL にどのような改善がみられたか結果評定を行う）

3　プリシード・プロシードモデル

　健康行動は，複雑かつ多面的であり，しかもさまざまな要因に影響される。そのため，グリーンとクロイター（1991）は，健康行動の因果関係を説明することよりも，望ましい健康行動を導くための介入プログラムが実践されることを重視したプリシード・プロシードモデル（PRECEDE-PROCEED model）を開発した。

このモデルは，地域社会での自発的な健康増進プログラムの計画作成，実施，評価のために必要な段階を包括する理論的枠組みを提供している。アメリカでの「Healthy People 2000」やわが国での「健康日本21」は，このモデルを骨子にして策定されている。

　PRECEDE と PROCEED は一体となって，図2－9に示すように，企画－実施－評価という一連の段階をふむ。

　PRECEDE とは，教育・環境の診断と評価のための前提・強化・実現要因 (Predisposing, Reinforcing, and Enabling Constructs in Educational/environmental Diagnosis and Evaluation) の略であり，次の①から⑤におけるニーズアセスメントの段階をいう。

　PROCEED とは，教育・環境の開発における政策的，法規的，組織的要因 (Policy, Regulatory, and Organizational Constructs in Educational and Environmental Development) の略であり，⑥から⑨までの健康増進計画の発展段階をいう。ここでは，診断に従って政

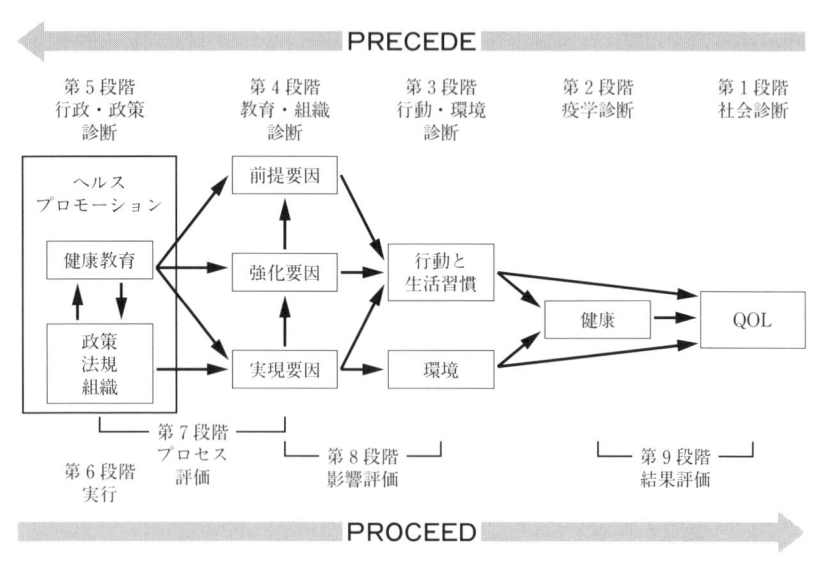

図2－9　プリシード・プロシードモデル (Green & Kreuter, 1991)

策を展開し，その評価を行う過程での諸段階が折り込まれている。
　このモデルは，知識，態度のような個人的な要因だけでなく，社会的要因にも焦点をあて，個人の資源や周囲の環境も含めた点に意義がある。
①社会診断（social diagnosis）
　コミュニティ（地域）について広く精通するため，広範囲に及ぶ住民参加と多方面からの情報収集活動を通して，住民が自らのニーズや生活の質（QOL）をどう認識しているかを知り，また公共福祉として何を欲しているのかを確定する。
②疫学診断（epidemiological diagnosis）
　コミュニティにとって重要であるQOLに関わる健康問題（客観的に測定できるもの）を明らかにし，介入の優先順位を定める。
③行動・環境診断（behavioral and environmental diagnosis）
　疫学診断によって選ばれた健康問題（または，それの危険因子）に関わる行動要因と環境要因を明らかにする。
　行動要因は，健康問題の発生や程度に影響する行動やライフスタイルをさす。環境要因は，個人のコントロールの範囲を越えた社会的・物理的要因であり，好ましい健康行動の実践を支援したり，良い結果をもたらすことが期待できる外的要因をさす。
④教育・組織診断（educational and organizational diagnosis）
　介入に向け，適切な行動・環境要因を選定した後，変化を起こすきっかけとなったり，変化の継続を支える先行因子や強化要因を特定する。これを，準備，実現，強化の3つの要因に分類し，明らかにする。
　(a)健康行動準備要因（predisposing factor）
　　健康行動を起こすときの動機づけや理論づけになっている先行因子をいう。知識，信念，価値，態度，確信などを含む。
　(b)健康行動実現要因（enabling factor）
　　環境要因を通して，直接あるいは間接的に健康行動に影響を及ぼし，動機づけを実現させるように導く先行因子をいう。行動や環境

要因の結果が実現するようなプログラム,サービス,健康資源などをさす。

(c)健康行動強化要因 (reinforcing factor)

健康行動の継続のために,持続的な報酬や誘因を与える要素をいう。ソーシャルサポート,仲間,重要他者などによる強化が考えられる。

⑤運営・政策診断 (administorative and policy diagnosis)

介入プログラムの施行に向けた最終的な戦略や計画を練る段階をいう。プログラムの組織的な内容において,その施行を強化したり,あるいはさまたげたりする,政策,資源,情勢などを特定する。

⑥実施 (implementation)

健康増進プログラムが実施される。

⑦経過評価 (process evaluation)

計画どおりにプログラムが実施されているかどうかを評価する。

⑧影響評価 (impact evaluation)

前提・実現・強化要因の3要因や,行動・環境因子の変化の度合いを評価する。

⑨結果評価 (outcome evaluation)

健康や QOL に対するプログラムの効果を評価する。

文 献

Ajzen, I. 1991 The theory of planned behavior. *Organizational Behavior and Human Decision Processes*, **50**, 179-211.

Bandura, A. 1977 Self-efficacy: Toward a unifying theory of behavior change. *Psychological Review*, **84**, 191-215.

Becker, M. H. 1974 The health belief model and personal health behavior. *Health Education Monographs*, **2**, 324-508.

Epp, L. 1986 *Achieving health for all : A framework for health promotion in Canada.* Toronto: Health and Welfare Canada.

Fishbein, M., & Ajzen, I. 1975 *Belief, attitude, intention, and behavior : An introduction to theory and research.* Reading, Mass: Addison-Wesley.

Glanz, K., Lewis, F. M., & Rimer, B. K. 1997 The scope of health promotion and health education. In K. Glanz, F. M. Lewis, & B. K. Rimer (Eds.), *Health behavior and health education: Theory, research, and practice.* San Francisco, CA: Jossey-Bass.

Gochman, D. S. 1982 Labels, systems, and motives: Some perspectives on future research. *Health Education Quarterly*, **9**, 167-174.

グリーン L. W.・クロイター M. W. 神馬征峰・岩永俊博・松野朝之・鳩野洋子 (訳) 1997 ヘルスプロモーション——PRECEDE-PROCEED モデルによる活動の展開——医学書院 (Green, L. W., & Kreuter, M. W. 1991 *Health promotion planning : An educational and environmental approach.* Mountain View, CA: Mayfield Publishing Company.)

House, J. S. 1981 *Work stress and social support.* Reading, Mass: Addison-Wesley.

Israel, B. A. 1982 Social networks and health status: Linking theory, research, and practice. *Patient Counselling and Health Education*, **4**, 65-79.

Kasl, S. V., & Cobb, S. 1966 Health behavior, illness behavior, and sick-role behavior: Health and illness behavior. *Archives of Environmental Health*, **12**, I 246-266, II 531-541.

厚生省(監修) 1997 平成 9 年版厚生白書 ぎょうせい

Matarazzo, J. D. 1980 Behavioral health and behavioral medicine. *American Psychologists*, **35**, 807-817.

松本千明 2002 健康行動理論の基礎 医歯薬出版

宗像恒次 1990 行動科学からみた健康と病気 メヂカルフレンド社

野口京子 1998 健康心理学 金子書房

Prochaska, J. O., & DiClemente, C. C. 1983 Stages and processes of self-change of smoking: Toward an integrative model of change. *Journal of Consulting and Clinical Psychology*, **51**, 390-395.

Prochaska, J. O., DiClemente, C. C., & Norcross, J. C. 1992 In search of how people change: applications to addictive behaviors. *American Psychologist*, **47**, 1102-1114.

Rosenstock, I. M. 1966 Why people use health services. *Milbank Memorial*, **44**, 94-127.

津田 彰・羽山順子 2001 心理行動と健康支援 日本健康支援学会(編) 健康

支援入門　北大路書房　Pp. 136-144.
津田　彰・吉水　浩・津田茂子・尾坂良子・Steptoe, A.　2001　大学生の健康関連行動と健康信念　久留米大学比較文化研究科比較文化年報，**10**, 1-68.

《topics》
❖セルフヘルプ・グループと健康心理学専門家の役割

　セルフヘルプ・グループ（あるいは「相互援助グループ mutual-help group」）やサポートグループへの関わりは，健康心理学の専門家が行うことのできる有益な援助です。専門家がクライエントを集めて援助を行う集団精神療法やグループカウンセリングとは異なり，セルフヘルプ・グループやサポートグループは，当事者が自分たちで集まって運営するグループです。

　この2種類のグループには，両方とも，共通の問題を抱えた人たちが集まって互いに援助し合うという共通点がありますが，厳密にいえば両者には少し違いがあります。サポートグループは，文字通り，互いに支え合い励まし合ったり，アドバイスを与え合うことを目的としていますが，セルフヘルプ・グループは，「自助グループ」と日本語で訳されているように，各自が抱える問題の解決・軽減に向けて自分たち同士で助け合い働きかけ合うという特徴があります。もっとも，現実には両者はしばしば同義のように用いられています。セルフヘルプ・グループの典型としては，アルコールの問題に関係するAA（Alcoholics Anonymous）が，サポートグループの典型としては種々の患者会があげられるでしょう。

　これらのグループについて，専門家は次の3つの役割をとることができるといわれています（久保，1997）。

①直接主導：専門家が運営したり指導したり，あるいは，リーダーを訓練したり，さまざまな資源を提供する。

②間接的援助：メンバーを集めたりグループにリファーしたり，活動の雰囲気づくりを行ったり，グループプロセスを援助するなどの間接的援助を行う。

③つなぎ役：場所や情報を提供する，他機関とのパイプを設ける，メンバーとなるなど，社会や他機関とのつなぎ役となる。

　このようにみると，健康心理学の専門家は，グループダイナミックスについての知識，グループの運営やリーダーシップ訓練についてのスキル，さらには他機関との連携などができなくてはなりません。個人を相手にした援助のみならず，グループレベルでの援助もできるような専門家が求められているといえるでしょう。
　　　　　　　　　　　　　　　　　　　　　　　　　　　（金沢吉展）

[文　献]

久保紘章　1997　セルフヘルプグループの理解とセルフヘルプグループの現状　日本保健医療行動科学会年報，**12**, 1-10.

第3章
健康なライフスタイルの形成

1 ライフスタイルの健康教育の必要性

(1)健康なライフスタイルへの期待

　心身の健康状態に大きな影響を及ぼす行動的要因としては，ブレスロー(Breslow, L.)の7つの健康習慣が有名であり(Belloc & Breslow, 1972)，最近では，このような健康習慣や健康なライフスタイルに注目が集まっている。この背景には，感染症への環境的対応や医療制度が充実したことによって，急性疾患が減少し，疾病構造が慢性的な生活習慣病に移行してきたことが大きい。このために，単に，生命に対する危険性を考慮した判断ということだけでなく，身体機能や生活の質を大きく低下させるものとして，行動的リスク要因が注目されてきたということができるのである。

　このことを別の面からみれば，健康なライフスタイルに対する期待は，ある意味では，現在の医療制度ではうまく対応することができないという社会的問題から発生してきたといってよい。

　医師を中心とした，臨床治療を目的とする医療制度から考えられる

究極の予防的対策は「早期発見・早期治療」である。しかし，そのための最新機器の開発などを含めて，この目的のために投入される社会的コストに見合った成果が本当にあげられるかという疑問がある。また，早期に発見したとする根拠や早期治療の実証的効果が明確でない場合には，過剰な医療に陥る可能性があることも考えられるのである。

したがって，早期発見・早期治療の意義を認めるとしても，より積極的にリスク要因を取り除いていくことが同時に行われる必要がある。この場合に，年齢層別に考えると，25歳以上の集団の死因の多くを占めるのは，心臓血管疾患と癌である。したがって，この年齢層については7つの健康習慣にも示されているように，これらの疾患に密接に関連するライフスタイルとしての行動的リスク要因がターゲットとなる。

(2)行動リスク要因への健康教育のアプローチ

一方，社会全体の死亡率には，それほど大きく影響を与えないが，10歳から24歳までの青少年の死因は，交通事故，自殺，意図的または非意図的な殺人や事故であることが報告されている。そして，これらのリスクテーキングな行動は，喫煙行動やアルコールおよび薬物摂取，若年の妊娠や性感染症，健康的ではない食行動，運動不足などという行動的な諸要因に密接に結びつき，相互につながりをもって，青少年期に習慣として確立し，成人になっても，それが継続される可能性が高いと考えられる。

この意味で，これらの要因に個別にアプローチするよりも，総合的にアプローチすることが，より効果的であると考えられる。そこで，はじめに，どのような文脈の中で，総合的なアプローチが考えられてきたのかを，ストレス対処との関連で紹介する。

ところで，このような場合に，健康教育として重要なのは，その社会的ニーズの正確なアセスメント，効果的なプログラムの開発と計画，そして，実際の実施とその科学的な効果・評価であることは言うまで

第3章　健康なライフスタイルの形成

もない。以下には,「健康日本21」にも取り上げられている,いくつかの主要な行動リスク要因のニーズアセスメントから,その目標を設定し,健康教育のアプローチと今後の問題を考えていく。

2　ストレス対処と健康教育

　ストレスという概念は,あまりにもあいまいであり,一般に流布しているストレスの説明の多くは正確なものとはいえない。このことは,社会全体に対する予防的アプローチを重視する健康心理学の立場からすると,大きな問題である（島井,2002a）。
　しかし,ここでは,この問題に触れる余裕はないので,健康教育全体の中で,ストレスへの対処行動やストレスマネジメント教育がどのような位置を占めているかを,はじめに考えたい。

(1)こころの健康と問題行動への対処

　第1は,健康の定義からの必要性である。「健康日本21」では,こころの健康を,自分の感情に気づいて表現できるという情緒的健康,状況に応じて適切に考え,現実的な問題解決ができるという知的健康,他人や社会と建設的でよい関係を築けるという社会的健康,および,人生の目的や意義を見出し,主体的に人生を選択する人間的健康からなるものと考えている（島井,2001）。
　すなわち,ここでいうこころの健康(psychological well-being)は,身体的な健康と対になる概念ではなく,むしろ,身体的健康を包含するようなQOLに近い,広い概念であるといえる。そして,ここで,その重要な要素と考えられているものが,さまざまな問題に対する,広い意味での人間の営みであり,これらは,少なくとも部分的には,ストレス対処と呼ばれているものと重なっている。

第2は，実は，上記のこととも関連しているのだが，先に述べてきたように，不健康な行動は独立に生じるのではなく，相互に密接な関係にあるということである。このことは，それらをつなぐ共通の要因があることを予測させるが，これは，ポジティブな表現をすれば，コンピテンスやレジリエンス，あるいは，強調点がやや異なるが，ライフスキルと呼ばれている特性につながっている。そして，それは，広い意味での，さまざまな困難な場面における適切な対処法の習得に関係していると考えられるのである（Masten & Coatsworth, 1998）。
　以下に個別に取り上げる食行動，喫煙，飲酒などの問題行動のどれについて考えてみても，ストレスマネジメントの必要がないと考えられるような行動はない。言い換えれば，ストレス対処法を身につけることが，これらの問題行動の防止や改善につながることが期待されるのである。このことは，ストレス対処の習得が広い意味で健康教育の共通の根幹に関わる領域であることを如実に示している。

(2)ライフスキルに関する健康教育の推進

　ライフスキルは，アメリカ健康財団の総合的健康教育プログラム「自分の体を知ろう（Know Your Body：KYB）」の中に，個別の課題の学習を始める前に，スキル・ビルダーと呼ばれる課題として設定されているものである。そこで導入されているライフスキルは，ボトヴィン（Botvin, G. J.）の発案によるもので，この開発当時はアメリカ健康財団に所属していたが，その後，コーネル大学に移り，現在も，科学的研究に基づいたライフスキルの健康教育を積極的に推進している（Griffin et al., 2001）。
　彼のプログラムの主要な対象となっている課題は，薬物乱用防止であり，プログラムの3領域の1つは直接それを取り扱ったものであるが，残りの2領域は，個人のセルフマネジメント・スキルと一般的社会的スキルである。その内容としては，前者はセルフエスティームの向上，創造的問題解決，ストレス，不安の低減，怒りのマネジメント

で，後者は，シャイネスの克服，明確なコミュニケーション，友情の形成と暴力の回避である。

　同様のことをめざした教育プログラムは，前述のレジリエンスに基づくもの，あるいは，やや内容が限定されるがセルフエスティームに基づくものなど，数多く開発され，教材としても提供されている。ただし，これらの中には，教育的理念から導き出され，その効果についての科学的実証的な研究を欠いているものがあり，健康教育として導入するに際しては，この点に十分に気をつけるべきである。

3　食生活と健康教育

(1)不健康な食生活と生活習慣病の増加
　先に述べたように感染症がめざましく減少したのが近年の特徴である。そして，実は，それを支えた要因の1つとして，日本人の食生活の改善がある。つまり，栄養不足や栄養の偏りが是正され，動物性タンパクや脂質摂取が増加したことが，感染症の減少に寄与したことは間違いがない。この間には，食生活の指導や教育としては，高塩分，高炭水化物，低動物性タンパクという伝統的な日本の食生活の改善が中心であり，それが成果をあげてきたのである。そして，学校給食もその一翼を担ってきたといってよいだろう。

　しかし，最近では，糖尿病や高脂血症，高血圧，虚血性心疾患などの生活習慣病の増加が問題となってきており，これらへの食生活の寄与を考えると，現在の栄養指導においては，栄養不足の改善ではなく，栄養の過剰をどう指導するかということが，そのニーズの大きな柱となっていると考えられる。

　このような不健康な食生活を支えている環境的な要因としては，さまざまな加工食品，半加工食品が24時間利用可能なマーケットにあふ

れ，だれでもが，いつでも好きなものだけを食べることができるということがあげられる。このような場面では，アメリカ文化の影響を大きく受けた，ハンバーガーやフライドポテトのような，口当たりのよい高栄養，高脂質の食品を選択する可能性が非常に高くなっているといえる。

そして，そのような環境の中では，朝食の欠食や特定の食品への嗜好の偏り，食卓を通じた家族のつながりの喪失という現象や，食行動異常につながる食生活上の問題も生じてくる。つまり，過剰な栄養摂取の問題を抱えている人がいる一方，同じ環境の中で，食行動の偏りから，栄養不足や栄養の偏りが生じている場合も見受けられるのである。

しかし，社会全体の健康リスクを考えるとすれば，糖尿病などに直接的に結びつく肥満が，その中心的課題となるはずである。つまり，食生活の健康教育のニーズとしては，具体的には，20歳から60歳の成人男性の4人に1人，40歳から60歳の中年女性でも4人に1人が肥満と判定され，児童生徒の10％が肥満児と考えられるという現状からみて，肥満への予防対策がもっとも中心的なものであると考えるべきである。その一方で，20代女性における「やせ」が，これもほぼ4人に1人という問題を抱えており，この集団を対象とした別の働きかけの必要性もきわめて高い（赤松・島井，2001）。

(2)食行動の改善と問題行動への対応

「健康日本21」では，食行動を支えているものとして，知識，態度，行動というモデルを想定して，①適正体重を認識し，体重コントロールをする者の割合の増加，②朝食の欠食率の低下，③質，量ともにきちんとした食事をする者の割合の増加，④外食や食品を購入する時に栄養成分表示を参考にする者の割合の増加，⑤自分の適正体重を維持することのできる食事量を理解している者の割合の増加，⑥自分の食生活に問題があると思う者のうち，改善意欲のある者の割合の増加，

をあげている。

　また，環境レベルでは，①職域等における給食施設，レストラン，食品売場において，ヘルシーメニューの提供比率をあげ，その利用者の増加，②地域，職域で，健康や栄養に関する学習の場を提供する機会を増やし，それに参加する者（特に，若年層）の増加，③地域，職域で，健康や栄養に関する学習や活動を進める自主グループの増加，をあげている。

　食生活については，これまで精神医学，心理学領域では，食行動異常である神経性食欲不振症，神経性大食症などに焦点があてられてきた。ここではその成果を紹介する余裕はないが，アセスメント法の充実によって，さまざまなタイプの行動異常を具体的に把握できるようになり，それに合わせた対応をとることができるようになってきている（島井，2002b）。

　しかし，先に述べたように，青年女子における問題行動の割合の上昇は，この問題に対して，従来のような，症状を示した個人を対象とする臨床的対応では不十分であることを示している。つまり，この問題行動を，単に個人の「こころ」の問題として取り扱うのではなく，これまでの知見を踏まえて社会全体の問題として，集団に対する健康教育として取り組むことが必要である。

　食生活の教育における最近の試みとしては，これまで給食を担当してきた栄養士が，学校の教壇に立ち授業の中で教えることが行われ始めている。このことが実質的に広がるためには，健康教育に詳しい栄養士の養成が必要であり，このような社会的必要性に対応して，最近行われた管理栄養士の国家試験の見直しにあたっては，行動科学を含めた健康教育に必要な内容が盛り込まれている。

　今後は，そのようにして養成されてきた専門家について，栄養の知識を含めた，肥満予防や食行動異常の予防に関わるさまざまな教育場面において，どのように効果的な連携をしていくかが課題であろう。

4　運動・スポーツと健康教育

(1)身体活動の習慣と心身の健康

　身体活動の習慣があることは，心身の健康状態をよくすることが知られている。生活習慣病に対する効果としては，歩行のような比較的おだやかな身体活動でも1日に数回10分ずつ行うことで健康上の効果が期待できるとされている。

　このことは，逆に言えば，現在の自家用自動車の利用がいかに健康を損なう要因になっているかを示している。大都市では，それほど多くはないが，地方都市では，自宅と職場の間を自家用自動車で移動することで，歩行の機会が極端に減少し，ドアから自動車までしか歩行しないということはそれほど珍しくないのである。

　そして，職場では，機械化自動化によって，身体活動を伴うような労働の機会が減少している。また，家庭電化製品の普及は家事労働による身体活動の機会を減少させている要因であることは間違いがない。もちろん，これらは，一方で労働による障害をなくし，女性の社会進出を可能にした要因でもあり，社会的には望ましいものと考えられるが，身体活動という一面からみると，その阻害要因となっているのである。

　加えて，余暇活動についても，テレビ視聴にかなりの時間を費やしており，最近では，インターネット利用にかける時間も多くなっているといわれている。これらは，基本的に寝転んだり座ったままで行う余暇活動であり，その増加は，相対的に，散歩とか庭仕事とかの身体活動を伴う余暇活動の時間を減少させる要因であると考えられる。

　これらを総合して，「座りがちの (sedentary) ライフスタイル」と呼ぶことがあり，その改善こそがこの領域の最終的な目標である。と

第3章 健康なライフスタイルの形成

いうことは，この領域の大きな目標は，高度なスポーツのような特別な活動やチームづくりを奨励したり，そのための施設をつくったりすることではなく，先に述べた阻害要因を可能な範囲で排除して，日常生活の活動レベルを増加することである，ということになる。

(2) 日常生活の質を高めるための目標設定

「健康日本21」では，ここでも，知識，態度，行動というモデルから考えているが，とくに，運動不足がQOLの重要な要素として考えられるような日常生活の質に直接関係している高齢者集団については，別に目標を設定している。

成人の目標としては，①日頃から日常生活の中で，健康の維持・増進のために意識的に体を動かすなどの運動をしている人の増加，②日常生活における歩数の増加，③1回30分以上の運動を，週2回以上実施し，1年以上持続している運動習慣者の増加，があげられている。

一方，高齢者の目標としては，①外出について積極的な態度をもつ者の増加，②何らかの地域活動を実施している者の増加，③日常生活における歩数の増加，をあげている。

運動については，食生活とは異なり，これまでも学校には運動指導を専門とする教員が配属されている。しかし，競技スポーツを中心にしてきた場合も少なくないと思われるので，上述した運動の健康教育のめざしている目標を十分に浸透させることが重要である。ここでは，とくに，実証的な効果研究をすることの必要性が高いと考えられており，個々の指導法についても，その効果を，実証研究で明らかにすることが将来の課題とされている（Kemper, 2002）。

5 喫煙および過度な飲酒の防止と健康教育

(1)危険因子としての喫煙

　喫煙は，肺癌をはじめとして，喉頭癌，口腔・咽頭癌，食道癌，膀胱癌，腎盂・尿管癌，膵癌など多くの癌の危険因子である。また，虚血性心疾患，脳血管疾患，慢性閉塞性肺疾患，歯周疾患などの疾患，および低出生体重児や流・早産など妊娠に関連した異常の危険因子でもある。

　近年，本人の喫煙のみならず，周囲の喫煙者のタバコの煙による受動喫煙も，肺癌や虚血性心疾患，呼吸器疾患，乳幼児突然死症候群などの危険因子であるという，受動喫煙の問題も示されてきた。

　そして，喫煙者の多くは，喫煙の害を十分認識しないで，未成年のうちに喫煙を開始し，その後喫煙を持続すると考えられることから，未成年に対して喫煙防止教育を行うことの重要性は非常に高いといえる。

　疫学データからは，喫煙によって加算された死亡数は，1995年には9万5000人で，全死亡数の12％と推定されている。また，喫煙による疾病や死亡のために，1993年には年間1兆2,000億円が医療費の超過分としてかかったという試算がされ，社会全体では少なくとも4兆円以上の損失があるとされている。

　しかしながら，喫煙に対する対策はそれほど進んでいるわけではない。消費者に対する警告表示，未成年者の喫煙禁止の徹底や，公共の場所の禁煙，タバコ広告の禁止などのさまざまな規制や，タバコの販売の規制，タバコ税の増額といった欧米でとられている対策は，わが国ではほとんどとられていないといってよい。

　その結果として，日本の成人男性の喫煙率は約50％と，先進国の中

ではきわめて高い値を保持している。また，近年では，相対的には低いとはいうものの，若い女性や未成年者において喫煙率が増加する傾向にあり，国民一人あたり消費量も先進国の中ではもっとも多いとされている。

(2) 喫煙や過度の飲酒を防止するための健康教育

「健康日本21」では，①喫煙が及ぼす健康影響についての知識の普及，②未成年の喫煙をなくす，③公共の場や職場での分煙の徹底，および，効果の高い分煙についての知識の普及，④禁煙，節煙を希望する者に対する禁煙支援プログラムをすべての市町村で受けられるようにする，という目標を立てている。

アルコール飲料は，生活・文化の一部として親しまれている部分があるが，健康に関連して，いくつかの影響が指摘されている。直接的には，飲酒による意識状態の変容や低下によって，摂取していないときには考えられないような，非意図的な事件や事故に至ることがあることである。飲酒は，交通事故についてもその原因の1つと考えられており，飲酒運転が取り締まられているのはこのためである。

また，集団で飲酒する状況では，「いっきのみ」を強制することを許容するような意識状態になることも予想されるが，短時間に多量に飲酒することによる急性アルコール中毒による死亡も健康影響としては重大な問題である。

次に，長期にわたって飲酒習慣を持ち続けることによる臓器障害である。肝疾患，脳卒中，癌などの疾患と慢性的なアルコール摂取が関連していると考えられている。また，長期にわたる多量飲酒により，アルコール依存が形成されることも大きな問題である。これは，本人の心身の健康状態を悪化させるだけでなく，家族や周囲に与える社会的影響も少なくない。

最後に，妊婦を通じた胎児への影響は，胎児性アルコール症候群と呼ばれる異常を引き起こすことが知られている。また，発達途上にあ

る未成年ではアルコールの影響が大きいと言われている。

　アルコール摂取の社会的影響としては，アルコールに起因する疾病のために，1987年には年間1兆957億円が医療費としてかかっているという試算がある。これ以外に，アルコール乱用による本人の減収などを含めれば，社会全体では約6兆6千億円の社会的費用になるという推計もあり，社会的な問題として，積極的に取り組むべき課題であることは間違いがない。

　「健康日本21」では，①1日に平均純アルコールで約60gを超え多量に飲酒する人の減少，②未成年の飲酒をなくす，③「節度ある適度な飲酒」としては，1日平均純アルコールで約20g程度である旨の知識を普及する，ということを目標として掲げている。

　この領域では，食生活や運動と異なり，喫煙やアルコール摂取を防止するという目標の明確さと，同時に，その必要性の高さから，先に紹介したライフスキル教育に示したように，実証的な研究が多く行われており（Botvin et al., 2001 ; Otake & Shimai, 2001, 2002），今後の課題としては，さらに有効な働きかけの開発と同時に，これらに基づいて，それぞれの現場にあわせた効果的な実践活動が求められているといえる。

6　性と健康教育

(1) HIV・エイズについての予防教育の必要性

　健康教育の領域として検討されているのは，HIV（ヒト免疫不全ウィルス）・エイズ（AIDS）を主とする性感染症教育であり，ここでは，それを中心に考える。これとは別に，性教育と呼ばれている領域があるが，これは，避妊や人間のセクシャリティをどのようにとらえるのかという内容を含んでおり，教育内容としては重要であるのだろうが，

健康教育の一環というよりも，より文化的ないし社会的な文脈に位置づけられるものであると考えられる。

　もちろん，隣接する領域であるので，関連がないわけではなく，学校現場において，性教育として実際に実施されている内容が，ここで健康教育の一領域と位置づけているHIV・エイズ教育である場合も少なくない。また，HIV・エイズについての予防行動を効果的に習得するためには，その個人のおかれた文化的・社会的文脈が重要であることも確かである。

　性感染症（STDs; Sexually Transmitted Diseases）とは，性行為ないし類似行為によって感染するHIVを含む25以上の感染症のことであるとされている。これは性病よりも広い概念で，HIVにおいてそうであるように，性行為のみによって感染するのではなく，母子感染や血液を介する感染といった経路がある場合も含めて，性感染症と呼ばれている。

　現在，さまざまな感染症対策が進んでいる中で，HIV・エイズを代表とする性感染症は，先進諸国を含めて世界的な流行期にあると考えられている。とくに，性的活動の試行期にあたる青年層は，性感染症のリスクの高い集団と考えられるので，感染の予防のために，この集団を対象とした健康教育を実施する必要性は高い。

⑵ HIV・エイズ教育の今後の課題

　HIV・エイズは，1981年に最初の患者が報告されて以来，患者数は増加を続けている。米国国立衛生研究所（NIH）の報告では，2001年末に3,710万人の成人，300万人の15歳以下の子ども，あわせて約4,000万人がHIV・エイズに感染していると推定されている。これは，世界的にみると，15歳から49歳の成人の100人に1人が感染していることを意味している。そして，このうち2001年に新たに感染した数は500万人と推定されている。これらの多くは，発展途上国における感染者であり，全体の70％はサハラ以南のアフリカ，14％は南アジアと東南アジア地

域である (http://www.niaid.nih.gov/factsheets/aidsstat.htm)。

日本では，2000年の HIV・エイズ患者数は5,818人で，内訳は HIV 感染者3,905人，エイズ患者1,913人である。総数のうち，男性は4,194人，女性が1,624人であり，HIV は，HIV に感染している者の体液中に存在するが，血液，精液などに多く，次いで母乳，羊水などで，尿，唾液などには少ないとされる。

現在では，輸血，血液製剤による感染に対して対策がとられており，感染のリスクは，肛門性交を含む出血や外傷を伴いやすい性行為が中心であり，数としては少ないが，母子感染や薬物注射のまわし打ちがある。

このようなリスクのある行動に対する働きかけとしては，これまでの領域でも述べてきたように，認知行動的アプローチが有効であることが知られており，たとえば，計画的行動の理論を適応した研究が報告されている（Jemmott et al, 2002）。前述した，KYBプログラムでは，感染症に関連した教材として，感染経路などの科学的知識とともに，HIV・エイズ感染者にどのように接すればよいかという教材を通じて健全な態度を形成し，どのように自分が感染することを防ぐことができるかという技術や行動を習得させる課題などが用意されている。

文　献

赤松利恵・島井哲志　2001　青年期女性のダイエット行動における変容段階と心理的要因の関係　日本公衆衛生学雑誌，**48**, 395-401.

Belloc, N. B., & Breslow, L.　1972　Relationship of physical health status and health practices. *Preventive Medicine*, **1**, 409-421.

Botvin, G. J., Griffin, K. W., Diaz, T., & Ifill-Williams, M.　2001　Preventing binge drinking during early adolescence : One- and two-year follow-up of a school-based preventive intervention. *Psychology of Addictive Behaviors*, **15**, 360-365.

Griffin, K. W., Scheier, L. M., Botvin, G. J., & Diaz, T.　2001　Protective role of personal competence skills in adolescent substance use : Psychological well-being as a mediating factor. *Psychology of Addictive Behaviors*, **15**, 194 -203.

Hayman, l. L. 2002 Obesity : Nongenetic influences in childhood and adolescence. In L. L. Hayman, M. M. Mahon, & J. R. Turner(Eds.), *Health and behavior in childhood and adolescence*. Berlin : Springer-Verlag. Pp.213-232.

Jemmott, L. S., Jemmot, J. B. III, & Brown, E. J. 2002 Reducing sexually translmitted diseases among African American youth. In L. L. Hayman, M. M. Mahon, & J. R. Turner(Eds.), *Health and behavior in childhood and adolescence*. Berlin : Springer-Verlag. Pp.233-258.

JKTB研究会　1996　健康教育とライフスキル学習　理論と方法　明治図書出版

Kemper, H. C. G. 2002 The importance of physical activbity in childhood and adolescence. In L. L. Hayman, M. M. Mahon, & J. R. Turner(Eds.), *Health and behavior in childhood and adolescence*. Berlin : Springer-Verlag. Pp.105-142.

厚生省　2000　健康日本21報告書　健康・体力づくり事業財団

Masten, A. S., & Coatsworth, J. D. 1998 The development of competence in favorable and unfavorable environments : Lessons from research on successful children. *American Psychologist*, **53**, 205-220.

Otake, K., & Shimai, S. 2001 Adopting the stage model for smoking acquisition in Japanese adolescents. *Journal of Health Psychology*, **6**, 629-643.

Otake, K., & Shimai, S. 2002 Relationship between stages of smoking acquisition and environmental factors among junior high school students. *Psychological Reports*, **90**, 257-261.

島井哲志　2001　「休養・こころの健康づくり」の基本的な考え方と進め方　公衆衛生, **61**, 652-655.

島井哲志　2002a　ストレスの健康心理学：ストレスの通俗理論とその問題点　島井哲志(編)　健康心理学：拡大する社会的ニーズと領域　現代のエスプリ　至文堂　**425**, 37-46.

島井哲志　2002b　食行動のアセスメント　日本健康心理学会(編)　健康心理アセスメント概論　実務教育出版　Pp.159-164.

《topics》
❖生と死の教育

　命あるものにとって死は避けられません。人間はそのことを知っていますが、やがて来る自分の死について誰もその時と場所とを知りません。不条理ともいえるこの運命の中で、どう生きて死ぬのかが、個人のひとりずつに問われています。さまざまな宗教も、哲学や倫理学もこの問いに応えようとしていますが、普遍的・絶対的な解答があるわけではありません。そこに、デス・エデュケーション（death education，死の教育，死の準備教育）が必要とされる理由があります。また、死すべき存在であるからこそ生の限界をめぐって、自分や他者が今ここに在ること、共に生きていることの貴重さや意味が浮き彫りにされ、かけがえのない命として尊重することの必然性が生ずるともいわれています。これらの、死生をどのようにとらえ自分がどう生きるかの教育と学習の営みを、ここでは「生と死の教育」と呼びます。そして、健康教育の重要な課題でもあります。

　欧米における生と死の教育は、実質的には従来、教会においてキリストの誕生と死、その復活という年間暦に即してなされてきましたが、教会が必ずしも人びとの生活の中心ではなくなり、1970年代に当時のアメリカの社会的背景の中で、学校教育にデス・エデュケーションが取り入れられたことに始まるとされます。人が生きるあらゆる場で必要な生と死の教育には、哲学、神学、文化人類学、社会学、心理学、教育学、そして医学や看護学などの学際的な研究と実践が必要であり、『生きること死ぬこと』などの著者、ミネソタ大学のフルトン（Fulton, R.）教授は「死の教育と研究センター」を設立しています。わが国では、樋口らを編者とする『生と死の教育』(1985，創元社)，「死への準備教育（Death Education）」の必要性を提唱する上智大学のデーケン（Deeken, A.）らによる一連の著書と実践活動があります。その後一般市民向けに「生と死を考える会」、医学や看護の現場を中心に「死の臨床研究会」、医学・看護学に加えて哲学や倫理学そして保健学や臨床心理学の専門家が「臨床死生学会」を立ち上げるなど、種々な模索があります。しかし、学校教育や生涯教育としての発展は、欧米の水準に比べて立ち遅れています。

　あらゆる動物は本能的に死を回避するように行動するといわれます。人間は、死の恐ろしさや不可解さを想像できるがゆえにかえって、意識的にも無意識的にも自分たちの視界から死を隠そうとします。実際に死に直面すると「否認」や怒りの「投影」などの防衛機制を用いて身を守ろうとするため、医療従事者や身近な家族が巻き込まれ傷つくことになりやすくなります（木村，

1997)。あらかじめ，死に逝く人のたどる一般的な心理的過程や死別後の悲嘆などについての知識，あるいは，自分や患者・家族の不合理な感情への対処，悲嘆の心理的ケアの技術などが教育され習得されていれば，看取りの場で多少とも混乱が避けられ，人間としての成長による悲嘆からの回復などが実現される可能性もあります。　　　　　　　　　　　　　（木村登紀子）

第4章
健康教育の方法

1 予防的健康教育の必要性

　世界一の長寿国となった日本であるが，健康寿命は決して長くはない。生活習慣病など慢性の疾患が蔓延し，その結果，国民医療費は高騰し，生産性は低下し，そしてなによりも一人ひとりの日々の生活の安寧が奪われている。こうした状況では，病気になる前の予防の必要性が強調されるのは当然の成り行きであり，また予防こそがこの問題の抜本的な解決策となろう。
　この予防的健康教育では，疾患を生み出す多くの要因，たとえば生活習慣や性格などは，発達段階の早くから確立されることを考えると，成人になってからよりも発達の早い段階での教育が推奨される。また，予防の本来の意味を考えると，一次的予防の実施が望まれるが，すべての子どもが対象となる集団を利用した予防教育では，学校の教育場面を利用することがもっとも効率がよい。
　学校場面を利用した予防教育は，アメリカで盛んに行われている。心臓循環器系の疾患の予防ではCATCH (Child and Adolescent Trial

for Cardiovascular Health Interventon；たとえば，Perry et al., 1990），糖尿病の予防プログラムでは Bienestarプログラム（Trevino et al., 1998）や Jump Into Actionプログラム（Holcomb et al., 1998），癌予防でも High 5 と呼ばれる食生活の改善をめざしたプログラムが確認される（Reynolds et al., 1998）。さらに精神的疾患予防教育も充実していて，ペンシルバニア州において実践されたペン予防プログラム（Penn Prevention Program ; Seligman et al., 1995）などが大規模なプログラム例としてあげられる。

　このようなアメリカでの予防的健康教育の充実ぶりに対して，わが国においては，この種の教育が行われることはほとんどなかった。予防教育の手薄さはわが国の全般的な傾向ともいえる。このような現状の中，最近わが国でも，学校のクラス集団を対象に実施する一次的予防教育が山崎（2000）によって実施され始めた。その教育はフィークス（PHEECS : Psychological Health Education in Elementary-school Classes by Schoolteachers）と呼ばれ，健康問題をもたらす性格や行動の発達・顕在化過程についての実証的基礎研究を重視し，特定の方法や理論にとらわれず，心理学を中心に多領域の方法と理論を広く取り入れ，種々のパターンに応じてプログラムが考案されている。現在，フィークスのもとには，攻撃性適正化，依存消極性改善，自律性向上，対人ストレス低減，非行・犯罪予防，生活習慣改善，生活習慣病予防，うつ傾向予防の各予防プログラムが完成され，実践されている。このフィークス・プログラムの総合的な特徴は，欧米のプログラムをしのぐ内容をもち，また日本の教育システムやクラス制度に合ったプログラムを提供できる。

　そこで本章では，このフィークスにおける諸プログラムをもとに，小学校において一次予防的に展開される教育方法について説明する。なお，本書では，集団を対象にして実施される方法のみを取り上げ，セルフコントロールの育成など個人的教育の色彩の強い教育方法には言及していない。

2　情報伝達の方法

1　講義・説明形式とワークシート形式の問題性

　児童に健康教育を実施する場合，何を行うにもことばによる説明がいる。とくに，複雑な概念をもつ行動が教育対象になると，この説明の部分が自然と長くなる。たとえば，主張的行動は，「相手の状況や要求に配慮しつつ，攻撃的になることなく，自分の意思を明確に表現できる」(山崎，2001)ことであるが，フィークスでは性格改善関連の教育プログラムでこの行動を教育するとき，私メッセージとして自分の第1感情を伝え，相手を思いやり，要求を伝達するという行動要素に分けて主張的行動を構成することになり，この内容を理解させるには，講義形式の授業やワークシートを利用せざるを得ない(図4－1)。この場合，講義・説明形式の授業やワークシートは，児童の関与度が低く，実際の行動の習得に大きな力を発揮することはできないことには留意すべきである。
　そこで，説明の補助として，黒板への掲示物を工夫し，意匠を凝らしたワークシートを利用することを考えたい。また，説明時に，児童が自ら関わる要素を増やし，発問も児童の思考をゆさぶるような内容で構成したい。学校におけるこれまでの授業は，講義・説明やワークシートを多用してきたが，算数や国語などの科目を教える場合と，実際の健康行動を習得させる場合とでは，教育方法が根本的に異なるという構えをもって授業を考えるべきであろう。

5年　組　番　氏名（　　　　　　）

アサーティブ・メッセージをグループで考え、友達どうしで練習しよう。

アサーティブ・メッセージの3つのポイント

①自分の気持ち〈わたしメッセージ〉　　わたしは □ です。
　　　　　　　　　　　　　　　　　　　　　思います・感じます

②相手へのいたわり・思いやり　　　　悪いけど、良かったら

③相手に望むこと　　　　　わたしは □ してもらいたいです。
　　　　　　　　　　　　　　　　　　してほしくありません。

1、次の例文のどこに、3つのポイントがはいっているのでしょう。
　3つのポイントにあたるところに、――― を引き、横に番号をつけましょう。

（例）　②　　　　　　　③
　　　よかったら　してもらえませんか。

① ぼく、始めたばかりだから、今やるのはつらいよ。悪いけど、ほかの人にたのんでほしいな。

② わたし、今やめたくないよ。悪いけど、もう少し待っていてくれない。

2、グループで、アサーティブ・メッセージをつくろう。

○○さん、今日サッカーの部活があるから放課後の日直の仕事やっといて。

図4－1　主張的行動を理解させるワークシートの例（フィーノクス依存・消極性改善プログラムより）

2 ゲームとビデオの利用

　情報を伝達する方法は，講義やワークシートに限らない。時間がかかるが，ゲームやアニメのビデオなどを利用する方法もある。ゲームにも，その目的や方法によってさまざまなものがあるが，健康教育で先駆的な試みをみてみると，中村・高橋（1991）の中学生用喫煙防止教育で用いられている「スモークバスター」という教材は，教材（本）全体が，読者が「ヒロ」という少年になって冒険をするという設定のロールプレイング・ゲームになっていて，教育を受ける者を夢中にさせる。フィークスでは，すべてのプログラムがふんだんにゲームを取り入れている。とくにその最初においては，一授業分がすべてゲームという時間を設定している。一授業分を費やすようなゲームは，プログラムの冒頭で児童の参加意欲を高め，教育目標についての注意喚起を行う目的で実施される。
　たとえば，生活習慣病予防プログラムでは，冒頭の授業で，給食のメニューをつくり，数多くメニューを書くことを競う食事ゲーム，全員が歩行計をつけ，1分間に体を動かし歩行計のカウントの多さを競う運動ゲーム，意表をついた睡眠に関する問題への解答を競う睡眠ゲームなど，グループ対抗で得点を競うゲームが一授業時間中に用意され，生活習慣改善目標への注意喚起，教育への動機づけ，そして，教育集団の中心単位となる小グループ内のリレーションを高めることが達成される。また，攻撃性適正化プログラムにおいては，アニメビデオを用い，適当なシーンを利用しながら，これから教育する原因帰属方法やソーシャルスキルへの注意喚起を行い，同時に教育への動機づけを行っている。ゲームやビデオは，児童が興味をもって接するだけに授業の運営は容易であるが，ただ楽しいだけの授業に終わるのではなく，明確な目標とその目標達成への方法で構築されるべきである。

3　調べ学習

　教育への情報は，プログラム実施者から与えられるとは限らない。子どもたちが自分で調べて学習する方法もある。とくに近年では，インターネットが普及し，日本の多くの小学校で子どもたちがインターネットを利用することが可能である。また，図書館での書籍調べや，身のまわりの大人からの聞き取りなど情報源にこと欠かない。新教育課程の中の目玉となっている総合的な学習の時間では，自律的な教育が推奨されているが，調べ学習などはその目的に合致している。
　フィークスでも調べ学習は随所に取り入れられている。たとえば，生活習慣病予防プログラムの中に，「風邪は完全に自分の力で予防できるかどうか」という，ディーベート様の討論を行うセッションがあるが，その討論に先立ち，風邪やその予防方法について調べ，討論時の資料にしようとする教育がある。実際に討論で相手を打ち負かすという動機づけのもとに自ら調べた事柄の理解度は高く，それを利用した討論はさらにその理解を高めていく。

3　討議の活用

1　討議の効用とグループ構成

　ある事柄について子ども同士が話し合うことにはさまざまな効用がある。たとえば，道徳性の発達を促す手法としてよく利用されているディレンマ討論法（dilemma discussion）では，1つ上の発達段階の子どもから下の子どもが好影響を受けて道徳性が発達することを明ら

かにしている（DeVries & Kohlberg, 1987）。また，子ども同士の話し合いは，教員の統制が入らず，外発的動機づけを高めるという悪影響も受けにくい。

　そこで，フィークスにおいても，男女混合の5，6名の小グループで話し合い（討議）を行うことが多いのであるが，教育目標となる特性の得点について高低得点児が入り混ざるように小グループを構成し，討議においてメンバーの交互作用から自然と好影響が得られるように環境が設定されている（図4－2）。

2　討議の諸方法

　討議がまず意見を出させることから始まるとすると，抑制的な雰囲気の中でも意見が自由に出やすくなる方法を採用することが考えられ

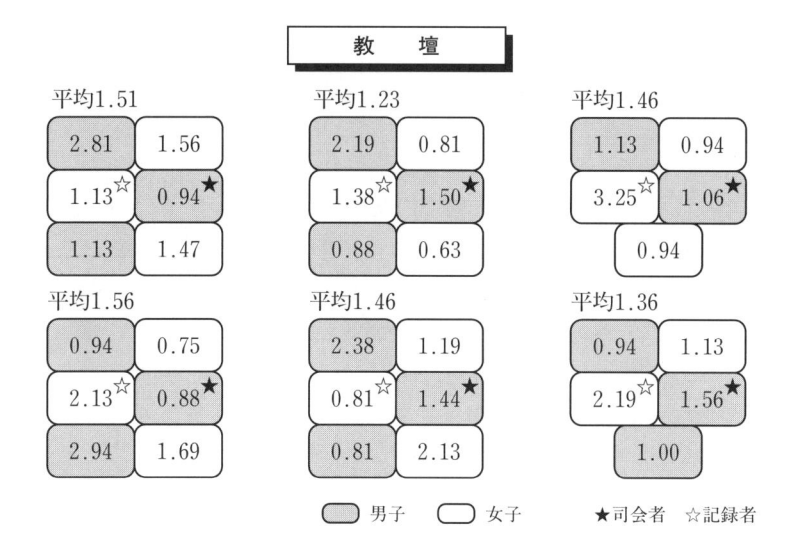

教　壇

平均1.51

2.81	1.56
1.13☆	0.94★
1.13	1.47

平均1.23

2.19	0.81
1.38☆	1.50★
0.88	0.63

平均1.46

1.13	0.94
3.25☆	1.06★
	0.94

平均1.56

0.94	0.75
2.13☆	0.88★
2.94	1.69

平均1.46

2.38	1.19
0.81☆	1.44★
0.81	2.13

平均1.36

0.94	1.13
2.19☆	1.56★
	1.00

■ 男子　□ 女子　★司会者　☆記録者

図4－2　**教育効果をあげる座席配置例**（フィークス攻撃性適正化プログラムより）
　　　　（図中の数字は仲間評定による攻撃性得点）

る。この場合よく採用される方法に，オズボーン(Osborn, A. F., 1957)が考案した創造性開発技法の1つであるブレイン・ストーミング(brain storming) がある。これは，意見は質より量が大切で多数の意見を出すように促し，出された意見には批判は許されず，また，積極的に他の意見を参考にして修正したり，複数の意見を関係づけて発言することが認められるというルールである。フィークスでも，話し合いのときには，この方法から入り，後の討議を深めていくきっかけをつくるのに利用される。

　そこで討議であるが，これにはしっかりとしたルールをもって討議が進行される方法とそうでない場合が，目的により使い分けられる。たとえば，フィークスの生活習慣病予防プログラムでは，小グループの中で，グループの構成員が達成できない健康行動について話し合い，そのうち一人の問題を取り上げ，グループ全体でどのようにしたらその健康行動が達成できるかを話し合う。この例の討議では，ルールはほとんど設定されない。この話し合いの中で，グループ全体の健康行動の遂行に対する理解が深まり，また，互いに助け合って健康行動を達成しようとするソーシャルサポート(social support)の高まりも達成できる。

　また，ここでの討議内容が次節で説明するロールプレイング(role playing)のシナリオとして利用され，実際の討議から採取された対話として社会的妥当性の高いシナリオを作成することもできる。

　次にディベート討議(debate discussion)であるが，この討議では，進行上のルールがいくつか適用される。1つの定型を示すと，ある論題に対して，肯定と否定側に子どもたちを分け，双方の立論から，一方から他方への反対尋問，そして双方の最終弁論へと進む(岡本，1992)。授業目的によってこのルールは変更を加えることは可能で，肯定と否定グループをくじで決めるよりも，実際に肯定，否定意見をもつ子どもたちを二分できるように工夫し，また，双方が自由に討議する時間を設定してもよい（表4－1）。

表4−1　ディベートのルール例(フィークス生活習慣病予防プログラム, 藤井, 2002)

論題「風邪は自分で完全に防ぐことができるか」

◎注意すること
・立論や質疑，最終弁論を静かによく聞きます。
・作戦タイムでは意見をたくさんいいます。
・多くの人が役割を分担できるようにします。
・ワークシートは簡単に書きます。

☆ディベートの順序

1	作戦タイム		3分
2	「防ぐことができる」側	立論(理由)	2分
3	「防ぐことができない」側	立論(理由)	2分
4	作戦タイム		3分
5	「防ぐことができない」側	質疑	4分
6	「防ぐことができる」側	質疑	4分
7	自由討論		5分
8	作戦タイム		3分
9	「防ぐことができる」側	最終弁論	2分
10	「防ぐことができない」側	最終弁論	2分

　このようなディベートは，討議に入る前に論題に対する前知識をもつことが必須となり，そのためには自主的な調べ学習や各グループ内での自由討議などの前段階も重視する必要がある。

4 疑似および実体験的教育方法

1 ロールプレイング

　子どもの発達の主要な部分は，子どもの実際の体験に依存して進行していく。この点から，学校教育においても実体験を取り入れることができれば，大きな効果が期待できる。この体験については，実際の生の体験が困難な場合が多いが，それを人工的に設定された疑似的体験で代替することができる。その最たる方法の1つに，ロールプレイングがある。ストレスなどの健康問題は，対人関係の場で生まれることが多いことからも，対人場面を設定しやすいロールプレイングは利用度が高い。

　健康教育で利用されるロールプレイングは，モレノ(Moreno, J. L., 1957)が考案した心理劇とは異なり，ある行動やスキルを習得させる目的で利用される場合が多く，旧来の方法とは区別してニュー・ロールプレイングあるいは行動科学としてのロールプレイングとも呼ばれる(山崎，2001)。このロールプレイングの目的は，ある行動を実際に遂行する技能を獲得することやある行動の働きかけ手と受け手の両方を体験することにより，行動特徴を知識的のみならず感情的かつ身体的に経験することである。さらに，ロールプレイングのシーンを観客としてみることにより，他人の演技を参考にしたり，演じられた行動の良し悪しを判断することができるようになり，ここにモデリングによる学習効果も生まれる。

　フィークスではすべての教育プログラムにロールプレイングが取り入れられていて，目的によりさまざまな方法がとられている。たとえ

ば，プレイの人数は，1人，2人，3人以上のバリエーションがあり，シナリオなしの即興的プレイもあれば，事前にシナリオを準備して行う場合もある。また，上述したように，シナリオの作成過程もプログラムによって異なってくる。ロールプレイングでは，できる限り現実的な場面にもっていくことが望ましく，その点では，最初はシナリオを読むようなぎこちない演技であっても，最終的にはそらで，身振り手振りを交え，感情を移入した演技にもっていくことが重要である。

2　実体験的教育

近年の学校教育では，総合的な学習の時間の導入もあって，実際の体験を重んじる教育が強調されている。フィークスでは現在のところ，実体験をさせる教育の導入はほとんどない。フィークスの生活習慣病予防プログラムで，運動をさせ，その活動量を万歩計や心拍率をはかるような体験はあっても，普段の生活の流れにおいてはやはり異質な体験となる。しかし，健康教育では，実際に野山を歩いてみたり，糖尿病食を味わってみたりという，実際の体験を取り入れた教育は容易である。アメリカの心臓病予防のプログラムである CATCH の中でも実施されている Hearty Heart and Friends (Perry et al., 1985) では，10のレシピに従って心臓に健康的なスナックをつくる調理作業を実施し，子どもたちを健康的な食生活に導いている。

現在のところ，実体験を実施する場合は，その実践方法には理論的な背景もなく，技法もないが，実際の体験は子どもたちの興味を引き出し，そこでの，認知，感情，行動の諸々の動きは健康への持続性のある変容をもたらす可能性をもっている。実際の学校教育場面では，このような実体験で教育を構成できる機会は少ないが，医学的な話を医者から聞いたり，野菜の栽培方法を実際に農業を営む人から聞くだけでも，その教育効果の高まりが期待される。

5 教育方法の総合性とニューメディアの活用

　最近の学校における教育方法の特徴はいくつか列挙される。第1に，実際の行動だけではなく，認知，感情面も考慮して健康をもたらす心的特性要因を多様に設定していること，第2に，教育方法は，特定の理論や技法にこだわらず，多くの理論や技法を折衷的に組み合わせた多彩なものになっていること，第3に，教育効果の測定を，科学的かつ多面的に実施していること，である。このような特徴は，心理学上の理論や方法が健康教育で利用されるようになったことから生まれていて，今後も教育目標や方法上の総合性はさらに加速されるであろう。

　また，最近の健康教育では，ニューメディアを利用した教育方法が導入され始め，インターネットを活用した教育はその例である。フィークスの生活習慣病予防プログラムでも，家庭を含めた教育にするために，家庭への情報の提供のみならず，相互作用を可能にしたホームページを運用している。図4－3には，そのトップページが載せられているが，ここからのリンクでは，子どもの授業風景の提供や，質問を受け付けその回答を匿名で載せるページ，また，管理栄養士からの食事プランやアドバイスなど興味深い内容を盛り込んでいる。このホームページは携帯電話用も設定されていて，家庭でのパソコンの普及度はまだ低いが，携帯電話の普及度は高く，その機能の発展とともに今後大きな教育効果が期待できるメディアとなろう。

第 4 章　健康教育の方法

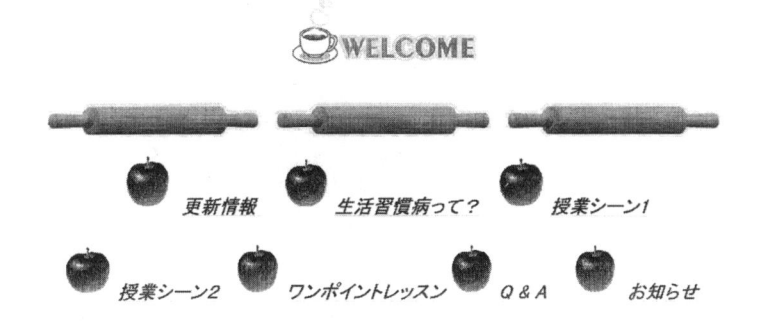

図4−3　健康教育で利用されるホームページ例（フィークス生活習慣病予防プログラム，藤井，2002）

文　献

藤井誠治　2002　小学校における生活習慣病予防プログラムの作成とその教育効果の検討　鳴門教育大学大学院修士論文

Holcomb, J. D., Lira, J., Kingery, P. M., Smith, D. W., Lane, D., & Goodway, J.　1998　Evaluation of Jump Into Action : A program to reduce the risk of non-insulin dependent diabetes mellitus in school children on the Texas-Mexico Border. *Journal of School Health*, **68**, 282-288.

加藤泰彦(監訳)　1992　ピアジェ理論と幼児教育の実践　上下巻　北大路書房　(DeVries, R., & Kohlberg, L.　1987　*Programs of early education : The constructivist view*. New York : Longman.)

Moreno, J. L.　1957　*The first book on group psychotherapy*. 3rd ed. New York : Beacon House.

中村正和・高橋浩之　1991　スモークバスター　ぱすてる書房

岡本明人　1992　授業ディベート入門　明治図書

Osborn, A. F.　1957　*Applied imagination*. New York : Scrbner.

Perry, C. L., Mullis, R. M., & Maile, M. C.　1985　Modifying the eating behavior of young children. *Journal of School Health*, **55**, 399-402.

Perry, C. L., Stone, E. J., Parcel, G. S., Ellison, R. C., Nader, P. R., Webber, L. S., & Luepker, R. V.　1990　School-based cardiovascular health promotion : The Child and Adolescent Trial for Cardiovascular Heatlh(CATCH). *Journal of School Health*, **60**, 406-413.

Reynolds, K. D., Raczynski, J. M., Binkley, D., Franklin, F. A., Duvall, R. C., Devane-Hart, K., Harrington, K. F., Caldwell, E., Jester, P., Bragg, C., & Fouad, M.　1998　Design of "High 5" : A school-based study to promote fruit and vegetable consumption for reduction of cancer risk. *Journal of Cancer Education*, **13**, 169-177.

Seligman, M. E. P., Reivich, K., Jaycox, L., & Gillham, J.　1995　*The optimistic child*. New York : Houghton Mifflin.

Trevino, R. P., Pugh, J. A., Hernandez, A. E., Menchaca, V. D., Ramirez, R. R., & Mendoza, M.　1998　Bienestar : A diabetes risk-factor prevention program. *Journal of School Health*, **68**, 62-67.

山崎勝之　2001　社会的スキルから人間関係の育成をはかる　倉戸ツギオ(編)　臨床教育心理学総論　ナカニシヤ出版　Pp.179-196.

山崎勝之(編)　2000　心の健康教育――子どもを守り，学校を立て直す――　星和書店

第4章 健康教育の方法

《topics》
❖インターネットと健康情報

　インターネットの世帯普及率は2000年には34％に達しています。インターネットの普及は，パソコンだけでなく，移動電話や，携帯情報端末からの接続など接続手段の多様化が推進要因の1つであると考えられます。政府のIT戦略本部では，2001年3月に「e-Japan重点計画」を決定し，めざすべき高度情報通信ネットワーク社会として，具体的な目標設定をしています。すべての国民がITのメリットを享受できる社会に向けて，高速および超高速インターネット網の充実を目標とした環境整備や2005年のインターネット個人普及率が60％を大幅に超えることなど，高度情報通信ネットワーク社会の実現をめざしています。

　情報社会の中で，多くの人びとが関心をもち，求めている情報として健康情報があります。テレビ番組の中でも健康をテーマとした番組は高い視聴率を維持し，たとえば「ココアが健康に良い」とされると，小売店のココアが品薄になるなど，提供された情報が市場の流通を左右するほどの強い影響力をもっています。経済的繁栄を基盤とした物質的欲求から，健康志向へと人びとの価値観は移行していると考えられます。

　このような人びとのニーズを反映し，情報化時代にあって，種々のメディアをとおした健康情報は日々の暮らしの中にあふれています。情報検索の1つである「YAHOO JAPAN」を例にあげると，2003年2月現在で「健康」をキーワードに検索すると，2,628件のカテゴリー，9,461件もの登録サイトがヒットします。財団法人 健康・体力づくり事業団が運営する『健康ネット』をはじめとして，健康をテーマとしたWEBマガジン，全国の医療機関ガイド，処方薬やサプリメントの検索，医療従事者への専門的な治験情報など，さまざまな内容・レベルの情報を簡単に手に入れることが可能です。各個人のニーズに合った信頼性のある情報をどのように選別するかが非常に大きな課題となります。一般的には，発信者である機関や個人の知名度およびこれまでの実績を信頼性の基準にすることが多いと考えられますが，信頼できそうな団体や個人を装った意図的な情報操作の規制が急務といえます。2003年2月上旬には，ネットの自殺系サイトで知り合った男女が実際に自殺を実行したという事件もありました。いのち・健康に関わる情報に関する倫理規定の早急な整備が望まれます。

　近年，移動（携帯）電話，インターネットは日常生活の必需品として広く利用されるようになりました。とくに移動電話の加入数は急速に拡大し，1999

年度以降は固定電話の加入数を上まわり，その後も増加し続けて，加入数の差はさらに拡大しています。2000年度では移動電話の世帯普及率は75％にものぼっています。これに付随して，とくに移動電話からの接続は1999年にサービス開始以降急速に普及し，パソコンからの接続と並び，主要な接続手段となっています。　　　　　　　　　　　　　　　　　　　（森　和代）

第5章
健康教育の手順

　健康教育は，対象が個人・集団・地域によっても異なり，改善を必要とする行動の種類や特徴によっても異なる。それぞれに対応する健康教育プログラムとその効果の客観的評価法を用いることにより，健康教育の向上が期待できる。健康の維持・増進と疾病の予防を目的とする健康教育は，最初の段階では指導者の経験や勘によって始められ効果を上げることもあるが，健康行動の改善に関する理論やモデルに従って計画的に介入・指導する必要がある。本章では，健康教育を進める際の手順を企画，実施，評価について述べ，ヘルスプロモーションの理論モデル例を提示する。

1　健康教育の企画

1　対象者のニーズアセスメント

　健康教育の企画の最初のステップは，対象者の背景を把握し，日常活動におけるアセスメントや組織的アセスメントによりニーズを収集

する。必要とされる健康教育プログラムを企画するためには，対象に関わる情報を多くの情報源から集めることが必要である。どこまでアセスメントをするかということは，分析の必要範囲により，また，目的によって，異なってくる。たとえば，企業の禁煙プログラムの開発の必要性を訴えるためには，従業員の大部分が喫煙しているということがわかるだけでもよい。

2 健康上の問題の発見と把握と分析

健康問題が対象に与えている影響に気づき，健康教育の使命が明文化される。次に，対象者が何を問題としているのか，どのように変わりたいと思っているのか，などを把握して問題を分析する。分析段階を通じて集められた組織分析データと情報は，プログラムの活動や手順や方針を立案するときの指針になる。理論上の分析・診断のなかで，症状や状態のカテゴリー分類をし，問題・障害となっている原因・理由を推測する。

3 分析段階から立案段階へ

問題を解決するために企画した健康教育の活動・構成・予算を具体的に表す。①誰が，②どこで，③いつ，④何を，⑤どのような方法で，⑥どのくらいの費用をかけて，実施するかを決める。適用できる理論の中から，可能な方法，可能なストラテジーを選び，それをどのようなステップで進めるか選択する。

2 健康教育の実施

1 実施時の留意点

健康教育プログラムを実施，進行，展開する際に，以下の点に留意する。
①実施計画が予定通り行われているかどうか常時点検する。
②実施に関する記録をとっておく。
③実施について，チームワークに留意する。
④予期しなかった事態や計画が予定通り進行しない場合の対処方法を考えておく。

2 実施に影響を与える要素

健康教育プログラムの実施に際して影響を与える要素として以下の点が考えられる。
①政策面における理論がきちんとしている。
②仮説が明確である。
③目標が述べられている。
④目標とする変化の量が適量である。
⑤健康教育プログラムの実施に必要な資源が調達可能である。
⑥解決法が1つでなく柔軟性がみられる。
⑦影響が初期にすでにあらわれる。

また，実施する組織の企業風土が支持的か，技術的許容力が適切か，支援があるか，周囲や環境から考えて実施のタイミングが正しいか，なども実施に影響を与える変数となる。

3　健康教育の評価

1　評価の必要性

　評価とは，関心のある事柄を受け入れられる基準と比較することである。実施中，実施後のプログラムは，その進行に伴って，適切な評価を行うことが必要である。それはプログラムの実施の成果を明らかにするとともに，プログラムの改善にむけての資料を提供するためでもある。プログラムの作成および時間的順序に従って評価時期という観点から分類してみると，先行条件の評価，経過評価，影響評価，結果・成果評価とに分けられる。さらに，経済的評価も考える必要がある。統制群を設定し，健康教育プログラム実施の前後とフォローアップ期に複数の評価尺度を適用した教育効果の評価をもとに，プログラムの適用可能性と意義について論じることが求められる。

2　経過評価

　プログラムが作成されて，いよいよ実施段階に入ったときに行われるのが経過評価である。プログラムの初期で行われ，実施段階の早いうちに，問題があればそれを発見し，調整を行い変更していくための評価を行う。
　実施の初期段階では，必ずしも予測したとおりに進行しないことが多く，円滑に進行させるためのさまざまな工夫が必要となる。場合によっては，プログラムの一部を修正することも避けられない。このような目的で行われる評価の方法として，観察や面接を対象者に対して随時実施し，その結果を直ちにフィードバックしてプログラムの手直

しに利用する。ほかにも、指導者の熟練度、教材・広報用の書籍やパンフレット、ビデオテープなどの質、講習会の日程、受講者の質や数などのチェックも行う。

3 影響評価

プログラムが、目標とする行動、その準備要因、実現要因、強化要因、環境にどのような影響を与えたか、教育的、組織的診断で目標とされた活動の直接的影響を図るのが影響評価である。

プログラムが一段落したとき、あるいは年度末などの段階で、その有効性を検証するために実施する。たとえば、参加者の知識・態度・行動に期待された変化があらわれたかどうかを明らかにする。これは結果に基づく評価であり、検査法、質問紙法、観察法などが用いられ、集団基準との比較や、目標基準との比較が行われる。しかし、プログラムの成果を判定するには不十分であり、そこで、次の結果・成果評価が必要となる。

4 結果・成果評価

結果・成果評価は、健康状態と生活の質に結果としてどのような変化や影響があらわれたか評価を行うことである。正確な測定と評価の基準をはっきりとさせた、罹患率、死亡率、障害率のような生命指標、失業率、ホームレスのような社会指標によってあらわされる評価である。

施策のめざすライフスタイル、生活の質、健康状態などに改善がみられたかどうかを検討する。社会的診断や疫学的診断で使用された各種の指標について、プログラム実施の前と後を比較する。一般にこのような比較で顕著な変化を証明することは、影響評価の場合に比べて容易ではない。それは実社会においては複雑な条件がからんでいるた

めに，直接的効果のような顕著な変化を確認しがたいからである。

5　経済的評価

　経済的評価は費用と効果の両面からみて分析する。
　たとえば，職場における健康教育プログラムは，個人の健康を実現するだけではなく，組織の効率にも寄与しなければならない。企業における健康教育プログラムの経済的評価とは，健康な職場となり，ストレス関連疾患が少なく，満足した生産的な労働者と，競争力があって利益のあがる組織となることである。

4　ヘルスプロモーションとプリシード・プロシードモデル

1　ヘルスプロモーション

　健康教育は，個人のライフスタイルの変容を通して健康を作り出すものである。これに対して，ヘルスプロモーション(WHO：ヘルスプロモーションに関するオタワ憲章，1986)は，個人のライフスタイルの変容と個人を取り巻く環境への働きかけ，そしてその両者の相互作用を通して健康を作り出すものである。この考え方を考慮し，健康教育のアプローチは以下のように移行してきている。
①医療的な方法による健康維持から，心理社会的なアプローチも必要とする傾向へ。
②個別の行動変容アプローチから，組織的な公衆衛生学的なアプローチへ。
③医療側による指導から，個人の能力の発揮へ。
④権威的な健康教育から，援助協力的な健康教育へ。

2 プリシード・プロシードモデル

　ヘルスプロモーション・健康教育の実践に関したモデルにはさまざまなモデルがある。1980年以後，アメリカで広く用いられているグリーン（Green, L.W. et al., 1991）のプリシード・プロシードモデル（PRECEDE/PROCEED Model : Predisposing Reinforcing, and Enabling Causes, in Educational Diagnosis and Evaluation/Policy, Regulatory, and Organizational Constructs in Educational and Environmental Development）を紹介する。
　これまでの健康教育のモデルでは，知識を得ることで人びとが態度を変え，その結果，行動を変えていくというものであった。本モデルは，グリーンの健康教育の定義である「個人や集団，地域において健康にかかわる行動を健康問題の準備因子，実現因子，強化因子をおさえながら自発的に変えていくこと」を実現するためのモデルとなっている。このモデル図をたどっていくと，健康教育がどのようにして健康に関する社会問題の解決に関わっていくか理解することができる。
　本モデルはヘルスプロモーションプログラムの作成にあたり，事前の評価あるいは先行条件となる諸条件，特に，対象者の特性やコミュニティの特性を把握することを目的として行うニーズの査定を重要視している。

(1)社会的診断

　社会的診断ではコミュニティの人びとが自分たちの生活の場の問題について理解を広げ，深めていくことを目的として，多面的な情報収集をする。コミュニティの中の犯罪など，社会問題の対象となる人びとの生活の質を示す指標を用いて診断を行い，何を必要としているのか優先順位をつけ，分析結果を参考にして予算を計上する。

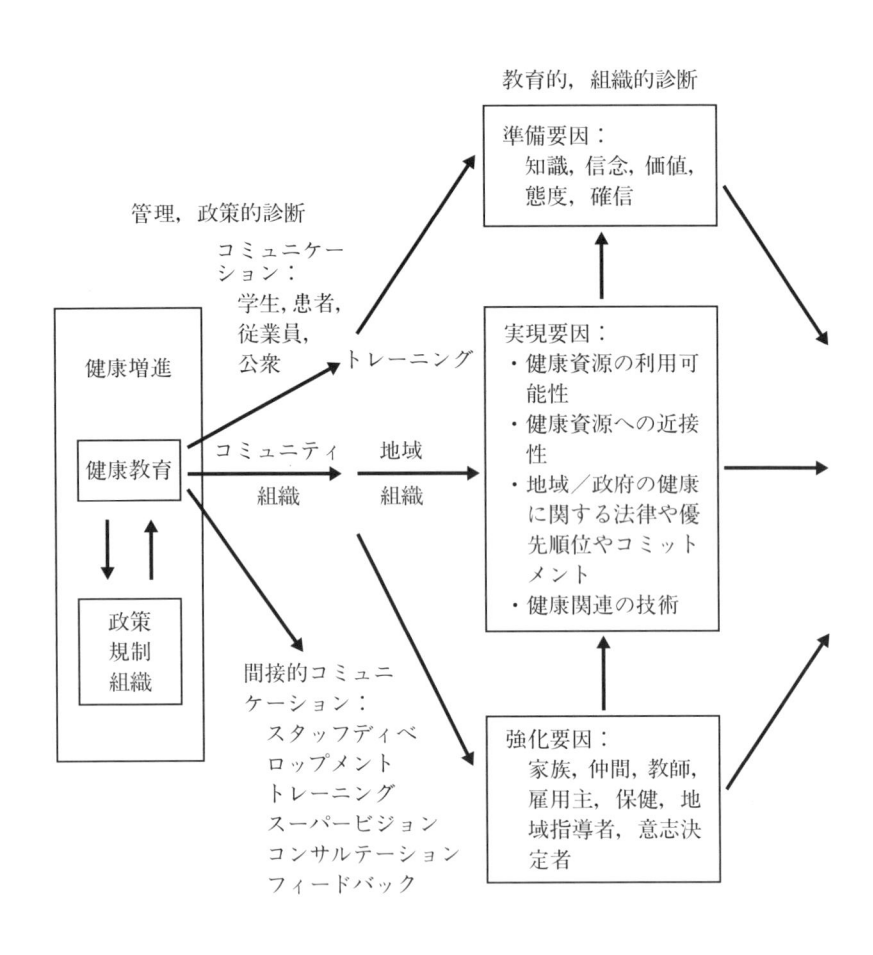

図5−1　PRECEDE/PROCEED Model

第5章　健康教育の手順

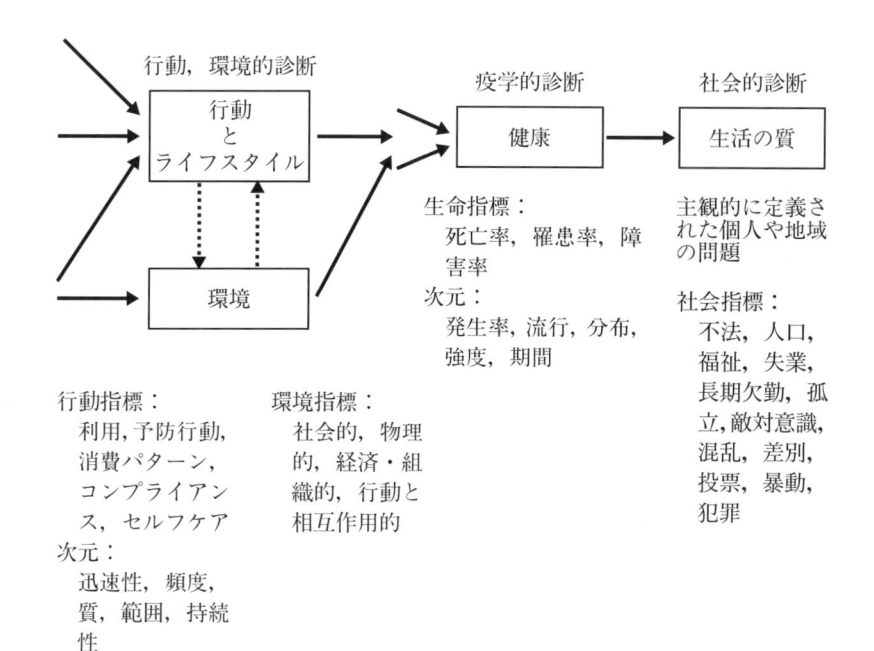

```
                 行動，環境的診断              疫学的診断        社会的診断
    ┌──→  ┌─────────┐
    │      │   行動    │
　──┤      │    と     │──┐
    │      │ ライフスタイル │  │    ┌─────┐    ┌─────┐
    │      └─────────┘  ├──→│ 健康 │──→│生活の質│
    │         ↕ ↕              │    └─────┘    └─────┘
    │      ┌─────────┐  │
    └──→  │   環境    │──┘     生命指標：        主観的に定義さ
           └─────────┘          死亡率，罹患率，障  れた個人や地域
                                    害率            の問題
                                  次元：           社会指標：
                                    発生率，流行，分布，  不法，人口，
                                    強度，期間         福祉，失業，
                                                      長期欠勤，孤
行動指標：       環境指標：                           立，敵対意識，
  利用，予防行動，  社会的，物理                        混乱，差別，
  消費パターン，    的，経済・組                        投票，暴動，
  コンプライアン   織的，行動と                         犯罪
  ス，セルフケア    相互作用的
次元：
  迅速性，頻度，
  質，範囲，持続
  性
```

(Green, L.W., et al, 1991)

⑵疫学的診断
　ここでは社会問題と健康問題との関係がクローズアップされる。社会的診断で得られた，生活の質に関わる社会問題の解決や改善に寄与し得るものの中から，健康問題が量化されて優先順位が定められ，健康の決定因のアセスメントがなされる。
①誰が最も影響を受けるのか（年齢，性別，家族構成など）
②どのような影響を受けているのか（死亡率，障害率，症状，徴候など）
③改善方法（免疫力，治療方法，環境変化，行動変容など）
　これらの重要度と変容可能性を考え，いつ誰がどのような方法の結果として，どの程度の益を受けるのか，はっきりとした目標を示し，次のステップに進む基礎を固める。

⑶行動，環境的診断
　疫学的診断で取り上げた問題に関して，ここでは行動面と環境面でもっとも効果を生じるような介入すべき対象を定める。ここで，行動の要素をリストアップし，予防的行動（一次，二次，三次）と治療過程を考える。

⑷教育的，組織的診断
　ここでは(1)，(2)，(3)で出された問題行動に大きな影響を与えているものを特定し，教育の観点からこの原因を以下の要因に分け，各要因の増減，相殺を図る要因の補足などに取り組む。この３つの要因は，問題行動の原因とその継続に作用している。
①準備要因（その行動を起こすときの動機づけや理論づけになっている考え方）
②実現要因（その行動を実現させる条件や要素）
③強化要因（その行動に対する報酬や誘引を与え，行動の継続に寄与する要素）

⑸管理，政策的診断

　管理，政策的診断はプログラムの開発を促進するような政策，資源，組織の現状に関して分析を行い，政策と実践のための計画を立てる診断である。
①プログラムの管理や実施に必要な資源を得る。
②政治や法制や組織の面からのサポートを得る。
③コミュニティ活動のための活動的支援を進めていく。
④実施の際に生じる障害を排除したり変えたりしていく。

　管理，政策的診断は，十分に練られた計画，予算，スタッフの訓練などを土台として，プログラムの実行，そして評価へ移行する場となる。新しく考え出された施策のプログラムが人びとのニーズと状況に適切に合致していること，プログラムの責任，利用可能性，近接性，受け入れ可能性が図られていることが大切である。

　管理，政策的診断の後は，⑹実施，⑺経過評価，⑻影響評価，⑼結果評価，と続く。

　健康教育者は，前述のモデルのプロセスに沿ってプログラムに参加することで，対象者が自分たちの価値観，考え方，生活の質などに関心をもつように，また，実践と評価に取り組むように働きかける。健康教育は，「learning by doing」，つまり，理論だけを学ぶのではなく，実践しながら心理的・身体的・社会的ウェル・ビーイングを維持・増進していくものである。

(例)「学校における生活習慣病予防プログラム」（図5－2）
　小学校のクラス集団を対象とした生活習慣の改善，心理的技法の習得，健康への内的統制力の向上をめざし，実施される。

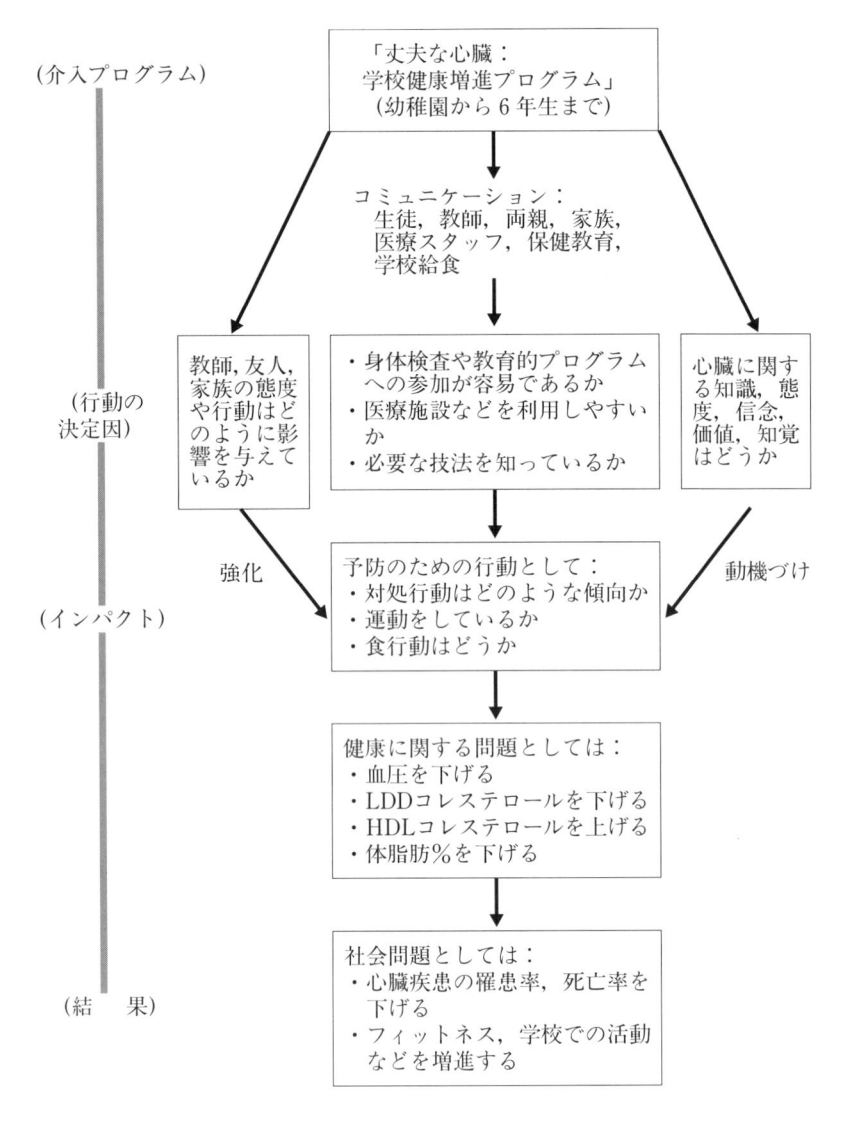

(介入プログラム)　　　　　　　　「丈夫な心臓：
　　　　　　　　　　　　　　　学校健康増進プログラム」
　　　　　　　　　　　　　　　（幼稚園から6年生まで）

　　　　　　　　　　　　　　コミュニケーション：
　　　　　　　　　　　　　　　生徒，教師，両親，家族，
　　　　　　　　　　　　　　　医療スタッフ，保健教育，
　　　　　　　　　　　　　　　学校給食

(行動の　　　教師,友人,　　・身体検査や教育的プログラム　　心臓に関す
決定因)　　　家族の態度　　　への参加が容易であるか　　　　る知識，態
　　　　　　や行動はど　　・医療施設などを利用しやすい　　度，信念,
　　　　　　のように影　　　か　　　　　　　　　　　　　　価値，知覚
　　　　　　響を与えて　　・必要な技法を知っているか　　　はどうか
　　　　　　いるか

　　　　　　　　強化　　　予防のための行動として：　　動機づけ
(インパクト)　　　　　　　・対処行動はどのような傾向か
　　　　　　　　　　　　　・運動をしているか
　　　　　　　　　　　　　・食行動はどうか

　　　　　　　　　　　　　健康に関する問題としては：
　　　　　　　　　　　　　・血圧を下げる
　　　　　　　　　　　　　・LDDコレステロールを下げる
　　　　　　　　　　　　　・HDLコレステロールを上げる
　　　　　　　　　　　　　・体脂肪％を下げる

　　　　　　　　　　　　　社会問題としては：
　　　　　　　　　　　　　・心臓疾患の罹患率，死亡率を
(結　果)　　　　　　　　　　下げる
　　　　　　　　　　　　　・フィットネス，学校での活動
　　　　　　　　　　　　　　などを増進する

図5-2　学齢期の子どものための心臓血管の健康増進プログラム

文　献

Green, L. W., & Kreuter, M. W.　1991　*Health promotion planning: An educational and environmental approach.*　Mayfield Publishing Company.
肥田野直・本明　寛・山本多喜司(監修)　1995　健康教育の心理学　実務教育出版
石井敏弘(編)　1998　健康教育大要　ライフ・サイエンス・センター
武藤孝司・福渡　靖　1994　健康教育・ヘルスプロモーションの評価　篠原出版

《topics》
❖ リスクマネジメント

　リスクマネジメントとは人間集団としてリスクとつきあう作法であり，そのための人びとの情報，体験，完成，叡智の交流と相互理解をリスクコミュニケーションと呼んでいます。つまり，良質なリスクマネジメントにはリスクコミュニケーションの方法が重要な要因となるわけです。リスクコミュニケーションのスタイルは時代とともに変化しており，現在は「リスクの共有化」がキーワードとなっています。リスクの共有化とは，行政を代表としたリスクの管理側とリスクを受容する一般市民側に分離した構図を改善し，リスクについての決定は行政と一般市民が一体となり行おうという方針を意味します。このスタイルは現在でこそ一般的な考えとして行政に広く認知されている傾向にありますが，必ずしも簡単にこのスタイルが確立したわけではありません。フィッシュチョフ（Fischhoff, B., 1995）は行政の方針の変遷を7ステージに分類しました。このステージ分類からは行政の管理姿勢の変化が手にとるように理解できます。

ステージ1：ただ正確な数値を求めればよい。
　　　　　いろいろ動きまわるより黙々と正確な数値を求める努力をし，その数値に基づいてリスクを管理していれば，トラブルは起きない。
ステージ2：ただ正確な数値を公表すればよい。
　　　　　情報が欲しいという一般市民の要求に迅速に対応するには対象リスクについての研究結果を公表すればよい。
ステージ3：ただ研究結果のもつ意味を説明すればよい。
　　　　　確かに一般市民にとってはリスク分野の研究結果を理解するには専門用語が多すぎる。専門用語の説明を行いながら数値の意味の説明さえ行えばよい。
ステージ4：ただ彼らが（一般市民）がすでに似たようなレベルのリスクを受け容れていることを示せばよい。
　　　　　もうすでにあなたは今議論しているXのリスクと同じくらいのレベルのYを受け容れているのに，なぜXは受け容れられないのですか？　と表現をして説得すればよい。
ステージ5：ただこのリスクを受け容れれば同時にベネフィットも得ることを示せばいい。
　　　　　一般市民の生活はリスクだけでなくベネフィットにも影響を受けるのだから，両方示さないとアンバランスな判断になる。

ステージ6：ただ彼らをここちよく感じるように扱えばよい。
　もし一般市民が敬意をもって対応されていないと感じたら自分たちにきちんと情報がもたらされているのかという疑念をもつことになる。それを防ぐために，彼らを尊重すべきである。
ステージ7：ただ彼らをパートナーとすればよい。
　一般市民をパートナーとして考えるということは，彼らの関心事項に従って議論を行い，オープンなコミュニケーションを行うことである。

（斎藤聖子）

[文　献]
Fischhoff, B.　1995　Risk perception and communication unplugged：Twenty years of process. *Risk Analysis*, **15**, 137-145.

第6章
人間形成の場における健康教育

1　家庭における健康教育

　この章では人間形成の場における健康教育が主題になるので，ライフサイクルの乳幼児期と学童・思春期を中心について述べる。
　最初にラザルスのストレスコーピング理論（Lazarus & Folkman, 1984）を基に，子どもにとってのストレスを述べ，次に子どもと家族のおかれている状況，最後にこれらを踏まえた家庭における健康教育について述べる。

1　子どもにとってのストレス

(1)子どもにとってのストレスの種類
　子どもにとっては心身の成長発達，家族，保育園・幼稚園・学校・塾・おけいこ，地域など日常的な出来事の中に，ストレスとなるものが潜んでいる。うまく乗れない自転車，急に大きくなった胸などの性的発育，うるさい親，両親のけんか，友だちとのけんか，席変え，難しい

勉強，競争，上達しないピアノ，こわい近所の人などの日常的混乱 (daily hassles) がストレスになる（筒井，2001a）（表6－1）。

また，子どもや家族の病気・事故・入院，家族の死，親の離婚，家族との別離など，生きて行くうえで経験しうる出来事，ライフイベント (life events) もストレスになる。震災や台風などの自然災害，戦争・航空事故・犯罪・虐待・レイプなどの人的災害は，心的外傷になるストレスとしてとらえられる（服部・山田，1999）。

子どもの年齢が低ければ，上記のような出来事がなぜ起こったのかを理解できず，「自分がいい子にしていなかったから」と思う子どももいる。しかし，ストレスは決して，害ばかりではなく，子どもがうまく対処できれば子どもの成長にもつながることが明らかになっている。

(2) 子どものストレス反応

子どもが上記のようなことに出会い，うまくそのことに対処できないと，表6－2のように食事，睡眠，排泄，行動（能動的，受動的），身体的反応があらわれる。しかし，同じ出来事でも，子どもの年齢，認知能力，性別，子どもの気質，過去の経験やそのストレスに関する知識などによって，子どもの反応は異なる（表6－3）。とくに子どもの認知能力はなぜその出来事が起きたのか，どのように対処すればよいのか，その結果何が起こるか，といった見通しに関係しているため重要である。

また，家族が子どもに与える影響は大きく，家族の状況，知識・経験，健康への感受性，健康に向かう姿勢・価値観，希望や愛，資源／支援，文化，経済水準，家族構成などが関与する（筒井，1997，1998，2000）（図6－1）。とくに，乳幼児の場合は母親の状況が子どもの心身の状態に影響するといわれているので，母親がさまざまな出来事にどのように対処するかが重要である。

さらにストレスの種類（表6－1）によっても子どもに与える影響

表6−1 子どもにとってのストレス(筒井, 2001a)

内容	具体例
日常的混乱	うまく乗れない自転車,急に大きくなった胸などの性的発育,うるさい親,両親のけんか,友達とのけんか,席変え,難しい勉強,競争,上達しないピアノ,こわい近所の人など
ライフ・イベント	子どもや家族の病気・事故・入院,家族の死,親の離婚,家族との別離など
心的外傷	自然災害(震災や台風など) 人的災害(戦争・航空事故・犯罪・虐待・レイプなど)

表6−2 子どものストレス反応(筒井, 2001a)

項目	具体的内容
食事	食欲不振,過食,食事の拒否,食物で汚す 食事中落ち着かない
睡眠	寝つきが悪い,睡眠不足,うなされる,ベットに行くのを嫌がる
排泄	失禁,失便,便秘,下痢
能動的行動	過活動,落ち着きがない,拒絶,怒り,反抗
受動的行動	引っ込み思案,悲しげなようす,無表情,要求や意志表出の減少,指しゃぶり,啼泣,赤ちゃん言葉,くっつきたがる,哺乳瓶の要求,何でもしてもらいたがる
身体的反応	嘔吐,腹痛,頭痛,チック,頻脈

表6-3 ストレスが子どもと家族に与える影響に関与する因子（筒井, 2001a）

項目	具体的内容
子どもに関与する因子	年齢, 認知能力, 性別, 子どもの気質, 過去の経験・知識
家族に関与する因子	家族の状況, 知識・経験, 健康への感受性, 姿勢・価値観, 希望や愛, 資源／支援, 文化, 経済水準, 家族構成など
ストレスに関与する因子	ストレスの種類とそれに伴う子ども・家族・環境などの変化

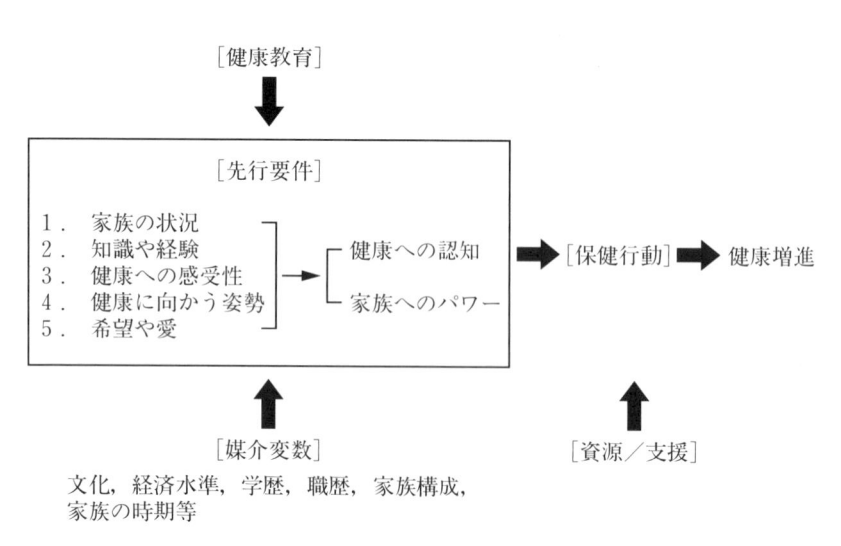

[健康教育]
↓

[先行要件]
1. 家族の状況
2. 知識や経験
3. 健康への感受性
4. 健康に向かう姿勢
5. 希望や愛

→ 健康への認知
→ 家族へのパワー

→ [保健行動] → 健康増進

↑
[媒介変数]
文化, 経済水準, 学歴, 職歴, 家族構成, 家族の時期等

↑
[資源／支援]

図6-1　家族健康増進モデル（筒井, 2000）

は異なる。たとえば，親が離婚すると，一緒に暮らす家族構成，住居，転校，地域，親の収入に見合った生活の変化などが起こり，子どもに影響を及ぼす。

2 日本の子どもと家族がおかれている状況

(1)乳幼児期の子どもと家族

かつては三世代同居型家庭が多く，親以外にも多くの大人が子どもと接していたほか，地域の人びととのつながりも密接であったので，母親だけで子育てすることは少なかった。子どもも地域内のさまざまな年齢の子どもと遊んだり，世話をしたりする経験があった。しかし，都市化，核家族化，少子化などにより，親は子どもと接する体験が減少し，地域とのつながりの希薄化が進み，相談相手が少なくなったうえに，情報の氾濫などにより，子育てによる負担や不安が増大している。

さらに，女性の就業や景気の低迷により，夫婦で家計を支える人が多くなっている。とくに，母親は社会の価値観やライフサイクルの多様化に合わせて，さまざまな形で社会へ参画している。しかし，働きながら子育てをする環境は整えられていない。大日向（1999）は乳幼児をもつ母親6,000人を対象に全国調査した結果，8～9割が"育児がつらい，逃げ出したい"などと回答しており，育児困難現象が急増していると述べている。

厚生労働省の児童虐待実態把握班は，児童虐待の相談件数は急増し続けており，年間に約3万件の児童虐待が発生しているとの推計値を2001年に発表した。

法務省の"児童虐待に関する研究"の報告書（2001）は，全国の少年院に収容されている少年の過半数が，保護者からの児童虐待を経験していることを明らかにしており，乳幼児期の児童虐待と少年非行との間に密接な関連があることをうかがわせる。

⑵学童・思春期の子どもと家族

　足立（2001）は，1981年と1999年の全国の小学生食生態調査を比較し，大人がいない状態で朝食を済ませた子どもが38.4％から50.9％に増加したことを報告している。この子どもたちの食事内容は，成長期であるにもかかわらず量・質ともに貧しく，子どもたちは食事がつまらないと述べている。さらに，イライラする，眠れない，元気が出ないなどの不定愁訴の該当率も高くなっている。

　全国の小学4年～中学3年生の子どもと保護者を対象に実施された総務庁の"低年齢少年の価値観に関する調査"（2000年）によると，"小さなことでイライラする""腹が立つとつい手をだしてしまう"と3割前後の子どもが答えており，耐える力が乏しくなっている。一方，3割前後の保護者は"子どもが何を考えているのかわからない""子どもをうまくしかれない"などと，子どもたちに対して困惑している（筒井，2001b）。

　また，子どもは取り巻く社会の人的ネットワークが乏しくなっているため，人と関わる機会が少ない。上記の調査結果では，5人に1人以上の子どもが"自分が満足していれば人が何を言おうと気にならない""人は信用ができない""人といると疲れる"と訴えており，他人との関わりが困難になっている（筒井，2001b）。

　さらに，この結果を裏付けるように不登校，校内暴力の数なども増加し続けている（筒井，2000）。

⑶健康障害をもつ子どもとその家族の状況
　a.疾病構造の複雑化
　医療技術の進歩により疾病構造が複雑化しているため，子どもと家族の健康に関して今までにみられなかった新たな課題があらわれている。出生率が低下しているなかにあって，低出生体重児（体重2,500g未満）の出生する割合が1989年6.2％から1999年8.4％と増加している。
　子どもが低出生体重児の場合は，心身の発達遅延，疾病，就学の遅

れ，親の親権放棄などの課題を伴うことが多い。さらに，親が低出生体重児の世話にかかりきりになるため，同胞に心身症などの問題が生じることがある（筒井，2001b）。また，小児慢性疾患治療の進歩がめざましいため，病気を抱えながら成人となる人の数も増加している（柳澤，2002）。

b.生活習慣や社会環境をめぐる健康障害が増加

子どもの体力低下，肥満やアレルギー疾患の増加，思春期の摂食障害など，生活習慣や社会環境をめぐる健康障害が増加傾向にある。

c.子どもの急病時に親の不安が増大

少子化および医療保険制度からくる小児医療の不採算性により，総合病院小児病棟の縮小・混合病棟化・閉鎖や小児科医師定員の削減が行われている。しかし，子どもが急病の時には，核家族化，情報過多などにより親の不安が増大するため，救急外来に受診することが多くなっている（市川ら，2001）。

3　家庭における健康教育

文部科学省はこのような育児不安の増大，児童虐待の急増，家庭における教育力の低下などを受け，平成14年7月"今後の家庭教育支援の充実についての懇談会"報告（2002）を発表した。それによると，家庭教育を"すべての教育の出発点で，人格形成の基礎を担うもの"と定義づけた。この家庭教育は，家庭における心身の健康教育と考えられる。

家庭で健康教育を実施していくためには，親の心身における健康が基本であるが，上述したように育児困難現象や虐待が増加し続けているため，親への健康教育もまた重要である。母親に関しては核家族化，子どもと関わる体験の少なさ，価値観やライフスタイルの多様化，母親の就労，情報の氾濫などにより，母親を取り巻く状況が昔と異なることを周囲が認識し，母親が孤立化しないように関わることが大切で

ある。

　父親に関しては，国際比較調査において日本の父親は家庭教育参加がきわめて少ないことが明らかにされている。父親の家庭教育参加を促すには，父親と子どもが一緒に参加できる行事や活動の機会を増加させること，"お父さんの子育てサークル"をPTA活動などから地域へ広げていくこと，放課後や週末の児童クラブにおける活動などが考えられる。

(1) 乳幼児期の子どもと家族
a. 子どもに対する健康教育

　日々の子どもへの健康教育のために，子どもの気持ちを受けとめ，子どもが安心できる人間関係や環境をつくることが重要である。乳児期は子どもが泣いていることに対して，おむつを交換する，授乳する，抱く，などのニーズを満たすことによって，また幼児期は子どもとのスキンシップ，一緒に食事をする，本を読んだり，公園に行くなどを通して，家庭が安心できる環境（基本的信頼に基づく環境）であることを，子どもが体感できるようにすることが求められる（筒井，1997）。

　また，幼児は不慮の事故死が多いので，風呂や洗濯機，コンセント，ボタン電池やタバコの吸い殻などに注意し，安全な環境を整えるとともに，これらが危険であると教える安全教育や，食事，排泄などの基本的生活習慣に対する教育が必要になる（筒井，1997）。

　乳幼児は言語，認知，運動能力が発達途上であり，経験も少ないので，さまざまな出来事にうまく対処できず，ストレス反応(表6-2)を呈することがある。親はその子どもの行動（表6-2）をよく観察し，何が子どものストレスになっているかを把握したうえで，そのストレスを軽減できるように関わることが大切である（筒井，2001a）。

　抱きしめるなど安心感を与えてストレスを軽減したり，さまざまな遊びや運動など自由な活動を通してストレスを発散させる。子どもに身体的反応があるときは，苦痛を認め，さするなどのスキンシップを

することが考えられるが，症状が改善しないときは専門医に受診することが必要になる（筒井，2001a）。

b.家族に対する健康教育

乳幼児期は家族が子どもに与える影響は大きいので，①家庭での会話を大切にし，その家族なりの健康教育を考える，②お互いの状況を把握しサポートする，③気分転換を図る，④家庭内外のサポートシステムや他機関との関係を強化する，ことが必要である。

①家庭での会話を大切にし，その家族なりの健康教育を考える

情報の氾濫，育児書に書かれているあるべき論・人並みということば，母親の育児責任という世の中の考え，しつけ・虐待・放任という用語の混乱などは，親にさまざまな圧力を与え，不安を増大させているので，家族間での会話を大切に，その家族なりの健康教育を考える。

②お互いの状況を把握しサポートする

子育ての時間を十分にとることが難しい雇用環境，地域社会の希薄な人間関係などの環境は育児にさまざまな影響を与えているので，家庭内でお互いの状況を認識し，家事の役割分担などをとおしてサポートする。とくに父親の家事参画が重要になる。

③気分転換を図る

親は一人でゆっくりトイレに入る，風呂に入る，外出するなどができないなどの閉鎖的環境で子育てをしていることが多いので，気分転換を図ることが大切である。子どもや家族の緊張が軽減できると，免疫系にも影響を及ぼし，健康増進にもつながっていく（中山・筒井，1997；筒井，1998）。

④家庭内外のサポートシステムや他機関との関係強化

親が孤立化しないように，きょうだい，祖父母，親戚，近隣，および相談機関を利用することを勧める。子どもと家族が健やかに暮らせる社会つくりをめざして"新エンゼルプラン"や"健やか親子21"（図6－2）などが計画されているが，国の施策は子どもに関しては立ち遅れている。そのため，地域の相談機関や地域ぐるみでの体制づくり

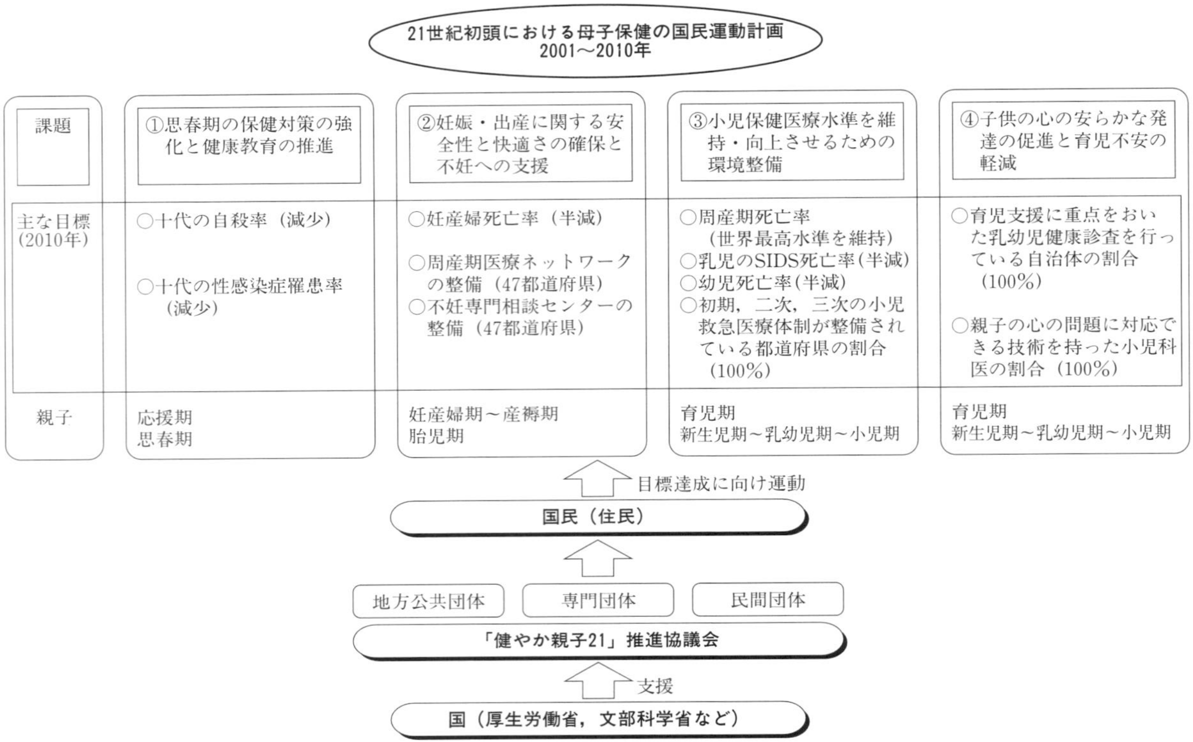

21世紀初頭における母子保健の国民運動計画 2001〜2010年

課題	①思春期の保健対策の強化と健康教育の推進	②妊娠・出産に関する安全性と快適さの確保と不妊への支援	③小児保健医療水準を維持・向上させるための環境整備	④子供の心の安らかな発達の促進と育児不安の軽減
主な目標 (2010年)	○十代の自殺率(減少) ○十代の性感染症罹患率(減少)	○妊産婦死亡率(半減) ○周産期医療ネットワークの整備(47都道府県) ○不妊専門相談センターの整備(47都道府県)	○周産期死亡率(世界最高水準を維持) ○乳児のSIDS死亡率(半減) ○幼児死亡率(半減) ○初期、二次、三次の小児救急医療体制が整備されている都道府県の割合(100%)	○育児支援に重点をおいた乳幼児健康診査を行っている自治体の割合(100%) ○親子の心の問題に対応できる技術を持った小児科医の割合(100%)
親子	応援期 思春期	妊産婦期〜新生児期 胎児期	育児期 新生児期〜乳幼児期〜小児期	育児期 新生児期〜乳幼児期〜小児期

国(厚生労働省、文部科学省など) → 支援 → 「健やか親子21」推進協議会
地方公共団体・専門団体・民間団体 → 目標達成に向け運動 → 国民(住民)

図6-2 「健やか親子21」の概要(桑島,2002)

が必要である。

"今後の家庭教育支援の充実についての懇談会"報告（2002）では，乳幼児期における家庭の健康教育に関して，次の3点を指示している。子どもを①しっかり抱きしめ，愛すること，②あいさつや早寝早起きなどの基本的な生活習慣を身につけさせること，③絵本などの読み聞かせをすること，である。

(2) 学童・思春期の子どもと家族

学童期は一般に小学生の時期をさし，疾病罹患率が低い時期である。思春期は第二次性徴の出現によって始まり，高校に通う頃までといわれており，ホルモンの変化により精神的に不安定になりやすい時期である。この時期は大人への移行期と考えられており，子どもはアイデンティティの獲得に向けて試行錯誤している。学童・思春期は心身の成長発達が著しい時期であり，社会関係も親，家庭から学校の教師や友達へと広がっていく。思春期は性的欲求が高まり，喫煙や飲酒への誘惑も多くなる（筒井，1997）。

学童・思春期の子どものいる家庭での健康教育としては，a.子どもとよく話をすること，b.健康増進に関する知識を理解させること，c.運動など熱中できることをさせること，d.規則正しい食事や生活をさせること，e.さまざまな体験をさせること，などが重要である。

a.子どもとよく話をすること

学童・思春期の子どもになれば，話をすることによって何がストレスなのか，どうしてほしいのかがわかるので，子どもとよく話をすることが大切である。この時期は認知能力などが発達途上にあり，人生経験も浅いので，何が起こるのかを予測することがまだ困難である。

b.健康増進に関する知識を理解させること

この時期は自分の体に関心をもつ時期でもあるので，性行為，過食・ダイエット，喫煙，飲酒，麻薬などを含め，行動のもつ意味や行動がもたらす結果などをよく説明し，健康増進に関する知識を理解させる

ことが大切である。
　c.運動など熱中できることをさせること
　子どもが精神的に不安定になりやすい時期なので，運動や趣味などに熱中させることにより，子どものもつストレスを発散させることができる。
　d.規則正しい食事や生活をさせること
　心身の成長発達の著しい時期なので，規則正しい食事や生活をさせることが必要である。子どもが一人で食べる回数を少なくすることが大切である。
　e.さまざまな体験をさせること
　失敗を恐れずにさまざまな体験をさせることが必要であり，子どもの克服体験はその後のストレス対処のためにも重要である。
　"今後の家庭教育支援の充実についての懇談会"報告（2002）は，学童期では，(a)自然とのふれあいやお手伝いなどの生活体験，(b)異年齢の子どもとの集団での遊び，思春期では，(a)子どもの話をじっくり聞くことと子どもに話しかけること，(b)自立を促し，手放しつつ見守ること，(c)食生活の重要性，を指示している。

　家庭における健康教育は，一般的な基準があるのではなく，各家庭ごとに，そして同じ家庭内であっても一人ひとり異なり，またその時々の状況によっても変化するのである。大切なことは家庭内でお互いの気持ちを受けとめ支援しあうことである。とくに子どもの場合は年齢が低いほど認知能力が発達途上であり，体験が少なく，さまざまな出来事への対処が困難であるので，子どもが安心できる環境（基本的信頼関係が維持できる環境）を提供することが重要である。
　子どもにはまわりのサポートが必要であり，親だけでなく，祖父母，地域の人びとも"子どもの最善の利益（'児童の権利条約'）"を守れるように関わることが重要である（筒井，1997, 1998）。

2　学校における健康教育

1　健康教育と学校保健教育

　これまでの学校場面における健康教育は，知識の獲得を主とした保健学習と実践を主とした保健指導が行われてきた。保健学習は，主として小学校5，6年生の体育，中学校や高等学校の保健体育の教科の中で行われる基礎的な知識の学習をさす。そして，子どもが日常の生活習慣を点検(セルフモニタリング)，再構成することによって，健康に関する原理を見出して，そこに成立する科学的な法則に基づいた行動を獲得させることを目的としている。一方，保健指導は，特別活動，安全指導，学校給食指導などを通じて，子どもが主体的に健康な生活を営み，自己の健康を維持・増進していけるように指導することを目的としている。
　これらの健康教育は，保健指導や保健学習にかかわらず，いずれも心身の健康の維持・増進を図るために必要な知識，技能，態度などを学校教育の場で習得させることを目的とした教育である。
　したがって，実際には，子どもの発達段階に応じて，自主的に健康な生活習慣を実践することができる能力と態度を育成することをめざすことになる。これらの目的を達成するためには，怪我や疾患の予防や処置の方法を単に学習させることのみでは不十分であり，健康に関する問題を，子どもが実感的に理解し，自ら判断し，意志決定を行いながら対処できるように援助する必要がある。
　このような健康教育の理念に照らし合わせると，主として学校保健教育の領域で行われてきた従来の考え方に加えて，健康心理学の立場から，独自の取り組みを行うことができる。その中でも，ライフスキ

ル教育やストレスマネジメント教育などは，その代表格である（第9章参照）。

　これらの体系化された方法の特徴は,具体的な方法論を複数用いて，子どもの健康に関する理解を深め，学校で遭遇するであろうさまざまな問題に対する対処能力を高めることを視野に入れている点である。したがって，最近の学校教育の理念や目標として掲げられることの多い"生きる力"を育む，具体的な方法論の1つとして，健康心理学的立場からの健康教育が注目されている。

2　健康教育と対人関係

(1)健康教育実践の場としての学校

　このような健康教育の実践を考える際には，学校場面はもっとも重要な場の1つである。なぜならば，社会や生活環境の変化に伴って，地域や近隣で遊ぶ機会の少なくなった最近の子どもにとっては，1日の大半を過ごす学校の中で経験する友人や教師との人間関係が，相対的に重要な意味をもつようになってきたからである。また，近年増加の一途をたどる子どものさまざまな問題行動は，何らかの形で対人的な問題に関連するものが多い。そして，子どもの経験するさまざまな学校ストレスの中でも，友人関係に関する出来事がもっとも影響力が大きいことも示されている（嶋田，1998）。

　これらの対人的な問題行動に対する教育や援助を考える際には，友人とのやり取りを行う機会そのものを適切に設定することが重要である。逆にいえば，このような機会をもっとも自然に組織的，効率的に行うことができる場が学校であるともいえる。

　したがって，対人関係に関連する問題で不適応行動を起こしてしまう子どもが多いという現状を踏まえると,健康心理学的な観点から,それらの不適応行動の予防を視野に入れることを考える場合には，健康教育の中に，対人関係に関する教育が含まれることが望ましいと考え

られる。

(2)対人関係教育と社会的スキルの獲得

　この対人関係に関する教育に関して現時点でもっとも有用であるとされているものは，子どもに"社会的スキル（ソーシャルスキル）"を獲得させる方法である。この社会的スキルとは，人間関係を円滑に営むための技術（スキル）のことであり，"社会的に受け入れられているか，あるいは社会的に価値があるとされているやり方で，社会的場面において，本人にも相手にも互いに利益になるように相互作用する能力"として定義されるのが一般的である（Combs & Slaby, 1977）。

　心理学的な研究における社会的スキルに関する定義にはほかにもさまざまなものがあるが，それらの多くには，共通して次のような要素が含まれている。

　その第1の要素は，社会的スキルは，観察可能な"学習性"のスキルであるとされることである。すなわち，友人関係を円滑に営むことができない子どもは，適切な交友の方法を学習して（身につけて）こなかったか，あるいは不適切な方法を学習してきてしまった結果であると考える。したがって，交友の方法の不適切さは，ともすると性格の歪みなどの子どもの内的な要因のみに帰着しがちであるが，学習性という視点を重視すれば，不適切さを改善するためには，改めて社会的スキルを学習させれば（身につければ）よいということなる。

　第2の要素は，社会的スキルは，"働きかけ"と"応答"を基本として構成されると考えることである。友人への好意的な"働きかけ"は，友人に対して自分が好意や関心をもっていることを伝える働きをしており，友人からの働きかけに対する好意的な"応答"は，友人に感心を示していることを伝えると同時に，仲間からの働きかけの頻度を高める働きをしている。すなわち，働きかけと応答の効果的な循環が，友人関係を円滑に営むための基本であると考える。したがって，働きかけと応答が不十分な子どもは，友人からの否定的な評価を受けやす

くなり，結果として孤立状態に陥ってしまうことが多くなるととらえることになる。

最後に第3の要素は，社会的スキルは，友人をはじめとして，親や教師からの社会的な強化（賞賛や承認）を最大に引き出すものでなければならないとされることである。このために，"今ここで何をすれば，相手から強化を受けることができるのか"を社会的文脈から正確に読みとる能力が必要であると考える。したがって，この能力が不十分であると，状況に不適切な行動をとりやすくなり，相手からの好意的な応答が戻ってくる期待や確率も減少してしまうことが予測される。また逆に，社会的スキルが適切に実行されても，友人や教師から賞賛や承認が得られないなどの，子どもが社会的強化を受ける環境が整っていない場合にも，適切な社会的スキルはしだいに使用されなくなると考えられている。

(3)社会的スキルの獲得と子どもの集団への適応

また，このような社会的スキルは，子どもの適応水準に大きく影響することが明らかにされており，社会的スキルが欠如している子どもは，学校場面でストレスが増大する機会が増えるばかりか，学校やクラスへの適応状態，認知発達，学業成績に至るまで，かなりの広範囲，長期間に渡ってさまざまな悪影響を被りやすくなることが指摘されている（Gresham, 1981）。

したがって，社会的スキルの欠如が観察される子どもには，早期に社会的スキル訓練（Social Skills Training：SST）などの援助を行っていくことが望ましいと考えられる。最近は，このような社会的スキル訓練を，問題を起こした（あるいは起こす可能性の高い）特定の個人や小グループだけではなく，学級集団全体などに適用した実践例が多く紹介されるようになっており，対人的な問題への対症療法というよりは，むしろ健康教育としての意味合いが次第に大きくなってきている。

子どもの社会的スキル欠如の問題は，子どもが社会的スキルを自分の行動レパートリーの中にすでに獲得しているかどうかという観点(獲得)と，子どもが社会的スキルを獲得したり実行したりするのを妨害する要因がその個人の中にあるかどうかという観点（妨害要因）をアセスメントする必要がある。そして，これらの有無の組合せによって，援助の観点の主眼が異なってくる（Gresham, 1988)。

援助は原則として，社会的スキルの「獲得」に問題がある場合は，具体的な社会的スキルを子どもに獲得させることが主眼となる。一方，社会的スキルの実行の「妨害要因」に問題がある場合には，社会的スキルを実行しやすい環境調整を行ったり，社会的スキルの実行に伴って生じる不安感や緊張感，衝動性などを子どもがコントロールできるように援助することが主眼となる。

3 学校における健康教育の実践

本節においては，学校場面においてしばしば問題となる対人関係の問題を中心に述べたが，他の問題に関しても，同様に問題への対処スキルを獲得させるという発想が有用であると考えられる。これによって，直面している当該の問題の解決のみならず，その後経験するであろう同様の問題に対しても，効果的に対処できるようになることが期待される。これはまさに健康教育の志向性と合致する。

したがって，健康に関する知識の獲得はもちろんのこと，子どもが直面したさまざまな実際的な体験などを通じて，子どもに健康なアイデンティティを確立させたり，望ましい生活習慣や健康行動を身につけさせたりすることを効率的に教育できることが，学校における健康教育の最大の利点である。

学校において，健康教育の実践を考える際には，ニーズのアセスメントがとくに重要である。これが十分に行われないと，急速な教育制度の変化への対応を迫られている昨今の学校では，効果的な健康教育

プログラムの立案を行うことができなかったり，受け入れられなかったりするという懸念も残る。健康問題に主体的に対応できる思考力，判断力，関心，意欲，態度を育むという目的を達成するためには，学校の教職員への有用性の啓発も重要な要因である。

文 献

足立己幸 2001 子どもたちこそ楽しい食卓づくりの主役 日本小児保健研究, **60**(2), 193-197.
Combs, M. L., & Slaby, D. A. 1977 Social skills training with children. In B. B. Lahey & A. E. Kazdin(Eds.), *Advances in clinical child psychology*, Vol. 1. New York : Plenum Press.
Gresham, F. M. 1981 Assessment of children's social skills. *Journal of School Psychology*, **19**, 120-133.
Gresham, F. M. 1988 Social skills : Conceptual and applied aspect of assessment training, and social validation. In J. C. Witt, S. N. Elliott, & F. M. Gresham(Eds.), *Handbook of behavior therapy in education*. New York : Plenum Press.
服部祥子・山田冨美雄(編) 1999 阪神・淡路大震災と子どもたちの心身 名古屋大学出版会
市川光太郎・山田至康・田中哲郎 2001 わが国の小児救急医療の現状と問題点 小児保健研究, **60**(5), 611-620.
今後の家庭教育支援の充実についての懇談会 2002 「社会の宝」としての子どもを育てよう！(報告) 2002年7月19日
桑原昭文 2002 21世紀のわが国の母子保健行政 小児保健研究, **61**(2), 151-158.
ラザルス R. S.・フォルクマン S. 本明 寛・春木 豊・織田正美(監訳) 1990 ストレスの心理学——認知的評価と対処の研究—— 実務教育出版
  (Lazarus, R. S., & Folkman, S. 1984 *Stress, appraisal, and coping*. New York : Springer.)
皆川興栄 1999 総合学習でするライフスキルトレーニング 明治図書
中山洋子・筒井真優美 1997 癒しの概念と看護実践 日本看護科学会誌, **17**(2), 18-24.
大日向雅美 1999 家庭の揺らぎと親の惑い 小児保健研究, **58**(2), 155-159.
嶋田洋徳 1998 小中学生の心理的ストレスと学校不適応に関する研究 風間書房

嶋田洋徳・戸ヶ崎泰子・岡安孝弘・坂野雄二　1996　児童の社会的スキル獲得による心理的ストレス軽減効果　行動療法研究，**22**(2)，9-20.
島井哲志(編)　1997　健康心理学　培風館
竹中晃二　1997　子どものためのストレス・マネジメント教育——対症療法から予防措置への転換——　北大路書房
筒井真優美(編)　1997　小児看護学　日総研出版
筒井真優美(編)　1998　これからの小児看護——子どもと家族の声が聞こえていますか——　南江堂
筒井真優美　2000　病児をもつ家族を理解する——家族の状況を理解したアプローチ——　インターナショナル・ナーシング・レビュー，**23**(2)，47-52.
筒井真優美　2001a　ストレス反応と心的外傷後ストレス障害を呈している子どもと家族の看護　小児看護，**24**(7)，853-862.
筒井真優美　2001b　医療と社会の変化に適応する21世紀の看護教育　インターナショナル・ナーシング・レビュー，**24**(2)，56-62.
柳澤正義　2002　21世紀の小児医療　小児保健研究，**61**(1)，3-8.

http://www.mhlw.go.jp
http://www.mext.go.jp
http://www.yomiuri.co.jp

《topics》
❖ シュワルツァーの HAPA モデル

　HAPA モデルとは，シュワルツァー（Schwarzer, R., 1992）が唱えた健康行為過程アプローチ(The Health Action Process Approach, HAPA）のことです。図に従って説明すると，行為はまず動機づけの過程から始まります。この過程は病気に対する「危険の知覚」があり，何かをすれば「よい結果が期待」でき，またそれをやることができるという「自己効力感」があったとき，行為に対する「意図」が形成されることとなります。意図が生ずると行為の「計画」を立てることになります。そして計画は実行に移されます。行為はさまざまな障害や資源条件の中で，「行動の開始」があり，それは「維持」されますが，しばしば挫折し，「回復」してしまいます。この繰り返しは意志の過程です。これがやりとげられると，健康行為は終了されます。これらの全過程において，自己効力感は影響力をもっています。

　たとえば，肥満を例にとってみると，まず肥満が高血圧や糖尿病に関係があり，ほっておくと危険であるという危険意識をもつことが必要です。それに対する対処として，適度の運動やダイエットが効果があるということが期待できると，それではそれらのことをやってみようという意図が生じます。そして少なくとも週に1回は水泳をしようとか，ダイエットについてのプランを立てます。それからいよいよ行動を開始することになります。3か月ぐらいはこの行動は続きますが，ついさぼったりすることがあると，もとの木阿弥でやらなくなってしまったりします。これではいけないと思い返しまた始める，といった繰り返しです。つまり意志の強さが問われます。そしてこれらの全過程において，重要なことは自分はできるはずだという自信です。

（春木　豊）

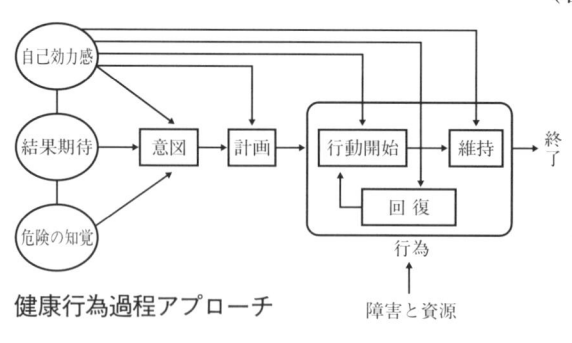

健康行為過程アプローチ

第7章
社会生活の場における健康教育

1 職場における健康教育

1 職場における健康教育の意義

　健康は個人の生涯を支える基本条件であるが，社会的に労働力として期待される15歳から65歳の期間は，社会における生産活動の担い手の要件としてとりわけ重視される基盤的条件である。そのため国は労働安全衛生法（1972）を定め，事業者は雇用する労働者の安全と衛生を確保しなければならないことを規定している。そしてこの目的を達成するため，事業者は安全衛生管理体制を整え，危険や健康障害を防止するための措置を講じ，安全衛生教育を実施し，作業環境測定や健康診断を行いその結果を記録し，所定の対策をとるべきことを明確化している。
　しかしながら，健康保全のための諸施策は，あらゆる規模の職場，すべての作業に強制的に求められているわけではない。そのため，作業姿勢に起因する腰痛や，キャスター付きの椅子の誤使用による転倒事

故，生活習慣の悪化やストレスの蓄積，過労といった，多くの健康阻害については，各職場の良識と努力および働く者個々人の判断と意思にゆだねられる面が多く，その結果，肥満や高血圧・高脂血・高血糖傾向などの疾病予備状態や慢性的な抑うつ傾向，不定愁訴などのメンタルヘルス上の問題は，いわゆる文明圏の職場に広範に発生していることがしばしば指摘されている。

こうした背景のもとに，1980年前後から先進工業国の大企業において，従業員の健康増進をめざすウェルネス・プログラムがスタートし，今日では職場における健康教育の中心領域を形成している。健康教育プログラムを始めるに際しての企業の意思決定は，理論的にはニーズの存在を実証するデータの収集を前提としているが，多くの企業は実証的データに基づく意思決定といった行き方はとらず，むしろ常識的ともいえる健康改善上の一般的認識に立脚している。

つまり，企業が負担するヘルスケア経費や疾病による逸失利益は膨大なものであり，職場の健康増進プログラムには，そうした費用を削減するばかりでなく，従業員のモラールを改善し，職場の雰囲気を明るくする効果があるという考え方である。この傾向は，計量的アプローチを重視するアメリカの企業においてもみられるところであり，健康増進プログラムの経営的効果は多くの場合，事後的に確認される場合がほとんどといってさしつかえない。このように健康増進の諸施策は費用対効果の計量的見通しの下に決定されていないにもかかわらず，結果的には費用と効果の比率は1.5倍ないし2.5倍の実績をあげているのが実態である。

これらを総括すれば，職場における健康教育の意義は，働く者の心理的・身体的・社会的ウェル・ビーイングを向上することにより，その生活の質(QOL)を改善し，結果として企業の収益性にも貢献することにあるということができるだろう。

2　職場における健康教育の内容と方法

健康教育の分野には，栄養指導，性教育(エイズの教育を含む)，保健知識の付与，疾病（各種依存症を含む）の予防に関する知識の普及と治療支援，死の教育などが含まれるが，職場での健康教育の内容は，健康を阻害する因子の低減除去を目標とする項目および健康を増進する因子の増強を目標とする項目のうち，仕事活動に関連するもの，生活習慣に関連するものに焦点があてられることとなる。

こうして，多くの場合フィットネス（身体能力）の改善，体重や血圧やコレステロールなどのコントロール，ストレスの緩和，禁煙，節酒（場合により禁酒）などの教育項目が取り上げられることとなる。これらが取り上げられる根拠としては，いわゆる生活習慣病，癌，虚血性心疾患などの増加傾向や，職場生活，社会生活，家庭生活などにおける仕事関連のストレスの増大など，現代社会での危険因子の高まりをあげることができる。

職場における健康教育の方法には，①上述の諸項目に関する正しい知識の付与，②健康維持・増進に役立つ確かな技法の伝授，③健康促進行動の形成と定着，④あるべき人生観，健康観の形成など，他の領域の教育に用いられる方法のほとんどが動員されることとなる。

教育プログラムに参加する個々人が何を学習するかという側面から整理すれば，①自分のライフスタイルと行動パターンについての的確な理解，②健康行動，不健康行動についての正しい知識の習得，③ウェルネスとイルネスについてのしっかりした考え方の形成，④自分が実践すべき行動プランの作成と実践，⑤よい習慣の定着，という流れをたどることとなる。

企業が，こうした健康教育プログラムを推進するに際して，参加者に提供する便宜にはさまざまなものがある。列挙すれば，①プログラムへの勤務時間中の参加，②ライフスタイル改善をサポートする仲間

集団の形成支援，③健康食品，健康器具などの紹介あっせん提供など環境面からの支援，④改善の強化因としての奨励金（減量，禁煙など望ましい行動変容が生起した際のボーナス）の支給，⑤エクササイズ・クラブ加入費の補助，などをあげることができる。

3　仕事ストレスとその緩和

　職場での健康教育は，上に述べたように，健康阻害因子の低減除去と健康増進因子の増強を目標としているが，至高現実（paramount reality）である仕事の世界（the world of work）に生きる人びとは，客観的にも主観的にも間主観的にも，健康にとって正であれ負であれ生活へのストレスのほとんどすべてを仕事活動から受けて生きている。つまり，職場生活での満足も不満足も，希望も絶望も，仕事そのものおよび仕事をめぐる人間関係にその源泉を発しているといってさしつかえない。

　そこで，仕事起源のストレスはどのような仕組みで成り立つのか，そのストレスを健康阻害因子としてでなく受けとめるにはどうしたらよいか，について職場における健康教育の視点からみてみることにしよう。

　カラセックら（Karasek, R. A. et al., 1982）は，ストレッサーとしての職務特性を，職務の要求度(job demand)と決定の自由度(latitude)という2次元でとらえ，要求度が高いほど，かつ自由度が低いほど，ストレッサーとして作用し，虚血性心疾患と正の相関を示すことを見出した。この知見はその後検証を重ね，仕事上の要請が過大で，かつ仕事状況をコントロールし得る自由裁量の権限が小さいことが，仕事起源のストレスを増大させるという理論，すなわち要請-コントロールモデル（Job Demand-Control model : JDCモデル）として定着した。さらに職場の人間関係をも加味したモデル，すなわち仕事起源のストレスは周囲の人びとのサポート（social support）があれば低減すると

いう理論（JDCSモデル）に拡張されて多くの国で両モデルの検証が現在も続けられている。

具体例をあげれば，要求度が高くコントロール裁量度が低い典型例としてはベルト・コンベヤー方式による組立作業，要求度が低くコントロール裁量度が高い例としては博物館などの学芸員の職務，両次元ともに低いものとしては守衛職務，両次元ともに高いものとしては管理者の職務などがそれであるが，これら職務に従事するものの周辺に，彼（彼女）らの理解者・支援者が存在する場合には，そのストレスも軽減されるということになる。

しかしながら，要求度にせよ自由度にせよ支援度にせよ，いずれも間主観的に多義的であり可変的である。高い要求度を負担と感じることもあれば挑戦と受けとめる場合もある。低い自由度を拘束と感じることもあれば気楽さと受けとめる場合もある。厚い支援さえ，時にはうっとうしいと感じる場合すらあり得ることを考慮すれば，職場における健康教育を通して精神的ウェルネスの状況を実現することが，きわめて重要であることが明らかとなる。

これは，すべてが気の持ちようといっているのでは決してなく，精神的ウェルネス保持に関しては，職場の人間的環境条件と個々人へのエンパワーメント施策が大きくものをいうということにほかならない。

4　職場における健康教育と管理者

職場の人間的環境条件と個々人へのエンパワーメントを改善するうえで大きな役割を担っているのは各級管理者である。

労働安全衛生法においても，安全衛生管理体制を規定し，各級管理者に重要な役割を付与してはいるものの，そしてまた快適な職場環境の形成のための措置を講ずる努力義務を事業者に課してはいるものの，それは作業環境の快適性と作業方法の改善の面からの規定であって，事業者および各級管理者が健康心理学的に重要な役割を果たすことを見

きわめた規定になっているとは言いがたい。
　職場起源のストレスの水準を決定する因子は多種多様であることは確かだが，その原因となり得る物的環境改善に限ってみても，その決定は上級管理者ないし事業者に依存しているのが組織の現実である。まして心理的環境の改善に関する管理者や事業者の権限は決定的といってもよく，そうだからこそ企業は管理者の任命に心を砕くのである。
　そこでもう一歩を進めて，企業が管理者を任命するにあたっては，単なる費用対効果基準で判断し行動する管理者でなく，従業員のウェルネス向上を介して生産性を向上させることをめざすタイプの管理者，部下の心理的・身体的・社会的ウェル・ビーイングを重視し，自らのそれをも重視し，ウェルネス向上に終点はないことをよくわきまえ，最善と信ずる決定を下していても，自らの人間としての不完全性につねに目ざめており，したがって，周囲のものへの傾聴の姿勢と思いやりの重要性がよくわかっていて，必要な時にはいつでも相談にのり，支援の手をさしのべられるタイプの管理者を任用することに主眼をおいてほしいものである。職場におけるライン健康教育充実の鍵はそこにあるといってよい。

2　地域における健康教育

1　ヘルスプロモーションにおける健康教育

(1)健康教育の関連領域
　地域における健康教育は，伝統的には公衆衛生や保健，近年ではコミュニティ心理学の領域との関連が深い。地域を活動の場としたときの健康心理学は，これらとの連携の中で展開していく面をもっている。その現実的な接点を中心にみていくことにしよう。

かつての公衆衛生は感染症対策を中心としており，戦後の日本ではハエや蚊を退治したり，結核の撲滅をめざしたりする運動が展開されていた。しかし最近は，生活習慣病・慢性疾患対策により焦点をあてるようになり，より広い見地から健康の促進策，いわゆるヘルスプロモーションの活動が展開されている。

オタワ憲章（WHOの"Health for All by the year 2000"達成のため，ヨーロッパ地方事務局が中心となって練った健康総合戦略）では，①公的健康政策の樹立，②支援的環境づくり，③コミュニティ活動の強化，④個人スキルの開発，⑤保健医療サービスの再編成，が戦略的活動として提示された。本稿が目的とする"地域における健康教育"と重なりをもってくるのは，以下の点であろう。

(2)個人スキルの開発

個人対象には，健康に役立つ④の"個人スキル"を，地域の中で教育する機会をつくっていくことが考えられる。タバコの害に関する情報提供や，社会的スキルやストレス対処法を身につけていくためには，健康心理学的な知見が生きてくる。これらは学校や病院という場でもできるが，一般成人を対象にするには地域単位の実施が効果的であろう。

(3)コミュニティ活動の強化

個人を取り巻く生活圏での対人関係へと目を向ければ，上記③の"コミュニティ活動"の支援が考えられる。たとえば，高齢者の交流サークルや在宅介護者の自助グループの形成，障害者と地域住民の交流活動の支援などを通じて，コミュニティ・エンパワーメントを引き出していく。

エンパワーメントとは，自らの問題を自らで解決できる自己管理や生活の力を獲得することで，つまりは地域の中で助け合いながら自分たちの問題解決ができるようにもっていくことである。つまり対人的

ネットワークとソーシャルサポートの供給源の確保をめざした介入を実施していく。

(4)地域行政の支援環境づくり

地域の行政レベルにおいては，先の②"支援的環境"として，自然環境を整えたり生活条件の改善をしたりすることが考えられる。①の"健康政策"，⑤の"保健医療サービス"として，高齢者ケア体制の工夫やサービス要員の確保，組織づくりなども考えられる。

(5)環境要因へのアプローチ

個人のみならず環境の要因も注目される。地域には個人の行動変容を大枠で方向づけたり，健康的行動の維持を支える環境的な要因を整えるものとしての意義がある。個人を取り出して教育するだけではなくて，地域自体に関わりを行っていく環境政策的アプローチも重視される。

2　コミュニティ介入プログラム

地域への計画的な働きかけである"コミュニティ介入プログラム"は，健康心理学と公衆衛生学の理論的基盤をもち，主要なものとして野口(1998)は社会的認知理論，地域行動変容，コミュニティ組織，社会的マーケティング，社会生態学をあげている。

(1)5つの枠組み

社会的認知理論はバンデューラ(Bandura, A.)の提唱した"行動は認知的・社会的・環境的影響を受けている"とする理論である。行動の変容を導くためには，これらの影響力に十分目配りをした自己管理の方略が重視される。地域行動変容の枠組みは，学習プロセスに基づいて，行動を変えていくためのメッセージやプログラムづくりを提供す

る理論で,個人のスキル訓練を重視する。コミュニティ組織の枠組みとは,コミュニティにつくられる組織の役割を整理し,マスメディアの利用,相互の連絡,教育的プログラムの配布,提供者や後援者の設定,そして健康増進を進める新組織の設立という流れを想定するものである。残る2つについては以下に少し詳しく述べる。

(2)社会的マーケティング

社会的マーケティングは,ビジネス・マーケティングをもとに,その目的を販売活動ではなく,社会的厚生や人びとのニーズ充足に置き換えた考え方で,近年注目されている。まず新製品(Prouct)づくりのときのように健康面のニーズをとらえ,広告(Promotion)のように巧みに説明を工夫し,流通経路(Place)を整備するがごとく上手に健康教育の時間・場所・方法を整え,価格(Price)意識にならって費用と効果の認識をもつものである。

以上が伝統的マーケティングの"4つのP"であるが,加えて社会的マーケティングでは人材(People)をそろえ,キャンペーンなどの表現(Presentation)を適切にし,住民の意見を取り込む採用過程(Process)も大事にするという,"3つのP"も必要とされる。

(3)社会生態学

どの社会にも社会的文脈と文化的多様性があり,人びとの行動の意義はそこに規定されているという社会生態学的な見方からすれば,それを尊重した介入でないと長期的な効果は期待できないということになる。たとえば2つの社会があって,肥満または瘦身を至上の美と考えるなら,栄養教育の仕方は異なるのが当然だろう。

また"高齢者いこいの家"に人が来ないとき,お年寄りは共同風呂や神社の御堂を自然な寄り合い所にしているのかもしれない。地域に無理なくとけ込む企画以外は機能しない。木原(1997)は"健康づくり推進員"が手をこまねく中,傍らで住民の自然なネットワークが機

能している例をあげている。

　ターゲットが個人でも地域でも，その社会文化的背景の理解は不可欠である。この意味では欧米のプログラムを日本に移し替えるというよりは，日本の地域社会に合わせたプログラムの開発ができるよう心がけたい。実践的なニーズ把握と平行して，地域のありようをとらえていく質的・量的な調査研究も必要であろう。

3　地域における健康教育的な試み

(1) "健康日本21"

　アメリカでは健康政策"ヘルシーピープル2000"が成功をおさめ，日本の厚生労働省も国民健康づくり運動として"健康日本21"を打ち出した。そのため，健康増進プログラムなどの地域の実践例は増えている。それらは健康教育や健康心理学を必ずしも意識したものとは限らないが，そこには健康教育のコンセプトを豊富に見出すことができる。

(2) 地域の活動例

　石川県七尾市保健センターでは(山岸，1996)，講義中心の禁煙啓発活動から，ニコチンの毒性実験，意識調査，ポスター募集，喫煙者インタビュー，施設の禁煙対策視察，座談会などを取り入れた総合的プログラムを展開し，効果的な情報提供や行動変革の動機づけを与えることに成功している。

　東京都の"エイズ対策キャンペーン"(前田，1996)では，ポスター作成，講演会，キルト展示や無料検査などのイベント，シンポジウム，マスコミ報道，新聞広告，パンフレット配布，および効果測定のための調査までが行われ，社会的マーケティングの技術が活用されている。

　大阪市北鶴橋地域の障害老人サロン(小林，1997)では，"遊びリテーション"(遊びながらのリハビリテーション)や花見など行事を核に，彼ら自身のそして地域との交流拠点をつくりあげ，障害高齢者のQOL

向上とネットワーク形成が果たされている。

これらは地域の地道な取り組みであるが,将来的には行政と健康心理学者が共同する大規模な健康教育がもっと展開されるようになるかもしれない。健康なライフスタイルを形成するように動機づけ,これを維持しやすい環境に変えること,および心身ともに健康に他者との関係を築いて生きるという健康教育の見地から地域をみていくなら,まだまだ多くの可能性があろう。

文 献

Karasek, R. A., Theorell, T., Schwartz, J., Pieper, C., & Alfredsson, L. 1982 Job psychological factors and coronary heart disease. *Advances in Cardiology*, **29**, 62-67.

木原孝久　1997　さまざまなボランティア　保健婦雑誌,**53**(11), 894-897.

小林早智子　1997　住民主体の地域福祉活動と保健婦の役割を探る——障害老人のサロン活動を通じて——　保健婦雑誌,**53**(11), 886-893.

前田右子　1996　東京都のエイズ防止キャンペーン　保健婦雑誌,**52**(6), 464-473.

野口京子　1998　健康心理学　金子書房

山岸毎美　1996　タバコをすわない世代づくりを目指した小学生の体験学習・実態調査　保健婦雑誌,**52**(12), 970-974.

《topics》
※いじめとその防止

　いじめが社会的に問題視されるようになったのはそれほど新しいことではありませんが，いじめには個人の尊厳を完全に否定する重大な倫理的問題性が存在している事実についての明確な認識が大切です。いじめに関しては，「同一集団内の相互作用過程において優位にたつ一方が，意識的に，あるいは集合的に，他方にたいして精神的・身体的苦痛をあたえることである」（森田・清水，1994）と概念規定されますが，それは力関係で強者である加害者から弱者である被害者に対し，一方的に攻撃的行動を加えることを意味しています。
　ところで，いわゆる精神的健康は，個人が他者の存在を十分に尊重し，まわりの現実を的確に見据え，自己を相応の意欲を燃やして発揮し，充実感をもって自己と他者が生きていくうえで役立つよう行動できることあるいは行動していることとしてとらえられます。このような精神的健康の能力・状態像によれば，いじめは明らかに精神的健康が阻害されている対人的行動であり，精神的健康の不全に起因する面が少なくないところから，健康心理学的な視点に拠り取り上げるべき問題でもあります。
　いじめの発生に関わる要因はさまざまであり決して単純ではありませんが，このような攻撃的行動が取られる心理機制の根底に欲求不満という心理的な緊張が潜在していることは確かです。欲求の充足が阻まれることにより生ずるストレスに対するいわば情動中心型のコーピングとしていじめが行われているともみなされ得るのです。
　一般的に，欲求不満に陥り心理的な緊張が過剰に加重すると，その解消を求め種々の適応機制が取られますが，いじめという攻撃は，置換，転移，投射などを介してのあるいは直接の適応機制ともいえ，力にものをいわせ他者を不当にも極度の不適応に陥し入れる可能性をもつ非倫理的な行為であるだけに許されないことです。
　したがって，いじめ防止は被害者さらには加害者にとっても重要です。その基本は，いじめの徴候を早期にとらえ，不要有害な欲求不満を生む環境的原因を除去する一方，いじめに迅速かつ積極的に介入し，当事者などから信頼される妥当な阻止策を取ることにあります。それは，ソーシャルサポートでもあります。また，日々経験する欲求不満に対する耐性を培い，適切な問題中心型のコーピングの学習，社会的スキル訓練などをとおし愛他性を育むなど，いじめ抑止力をつけることも肝要です。
　　　　　　　　　　　　　　　　　　　　　　　　　（小林芳郎）

［文　献］
森田洋司・清水賢二　1994　新訂版　いじめ教室の病い　金子書房

第8章
医療・福祉場面における健康教育

1 医療・福祉における理念の変化

1 医療モデルから生活モデルへ

　医療と福祉の理念の変遷について，わが国の20世紀後半の歴史をたどると，そこには共通の過程が見出される。そして，それらが健康心理学の視点とそれに基づく健康教育の実践を必要とする理由でもあり，また，今後のあり方を方向づける重要な要素と思われるので，最初に述べておこう。

　医療が第1の目的とするところは，疾患の治療であった。そしてそれは今日でも変わらない。治療技術の進展によって，結核をはじめ多くの感染症が克服され，またかつては死の宣告にも等しかった癌でさえ慢性疾患に数えられるようになった。しかし，医療の発展が長寿社会を生み出しそれを支えている一方で，虚血性心疾患などの主として生活習慣に起因する慢性病の比率が増大し，治療の対象とする前にライフスタイルの変更など社会環境的な予防に力を入れるべき疾患が増

してきている（木村，1992；厚生労働省，2002）。

　疾患やその手術の後遺症としての障害にも対処が必要となった。さらには，身体障害だけでなく精神保健の領域の障害も同一に扱う法制的な整備が整った。そして，医療の領域に疾患の治療だけでなくリハビリテーションという新たなパラダイムが持ち込まれることになった（丸山，2002）。また他方では，治療モデルだけでは対処できない緩和ケアやターミナルケアにおいても，キュアからケアへというパラダイムシフトが生じている（日野原，1999）。

　こうした医療状況の変化において健康教育が必要とされる種類も範囲も広がっている。たとえば生活習慣の改善は，個人レベルであっても社会環境的なレベルであっても，社会科学ないしは保健行動学的な取り組みも必要としているし，慢性疾患あるいは障害を抱えて生きる人びとの生活の質を高め心理的な苦痛を少しでも和らげるためには社会的・心理的取り組みも必要である。リハビリテーションは，医療においても「治療モデル」から「生活モデル」への変更を促した。緩和ケアにおいては，人間の身体的・心理的・社会的側面だけでなく，スピリチュアルな痛みのケアにも注目せざるを得なくなっている。そこでは心理学的なアプローチを超えた学際的な取り組みも急務である。そして，また，生活モデルに基づいた健康政策を発展させようとするならば，そこには，人びとの生活そのものを支える社会福祉の政策が同時に展開されなければならない。

　社会福祉においても，20世紀後半にさまざまなパラダイムシフトが生じている。まず，終戦直後に発布された日本国憲法において，すべての国民に保障された「健康で文化的な最低限度の生活を営む権利」（第25条）の実現と保持を土台として，社会福祉事業法に基づくサービス提供システムが構築された。当時は主として貧困対策が主要な柱であり，その理念においても，後述するような「劣等処遇」や「保護的処遇」であった（杉本，2001）。これらは，今日謳われているノーマライゼーション，在宅福祉・地域福祉，パートナーシップなどの社会福祉

理念とは，まさしく反対側に位置するものである。

　こうした社会福祉理念のパラダイムシフトの背景には，戦後の日本の経済成長とあいまって，人口の高齢化の進展があるといわれる。すなわち1994年に高齢者の割合が14％を超えて高齢社会へと突入し，2000年には人口の17.2％が高齢者となっており，約280万人が要支援・要介護高齢者（寝たきり，認知症高齢者，虚弱高齢者）である。同時に，社会福祉サービスを受けることへの人びとの意識の変化も生じ，今日では多くの人びとにとって必要不可欠な社会制度となってきている。実際に，福祉の給付においては，「診断モデル」に基づく公的な「措置」から，利用者の「生活モデル」(Bandler, B., 1963)に基づく「選択」へと動いており，利用者の生活や人生における成長など積極的な変化に注目して個人の自発性と自立の尊重を唱えるようになっている(杉本, 2001)。

　そして，施設中心の社会福祉から，在宅福祉や地域福祉への転換の必要性が叫ばれて，2000年に改正された社会福祉法では，地域福祉の推進の条項（第4条）が設けられた。その一部が，2003年4月から実施されている。

2　最適健康と成長モデル

　慢性疾患や難病あるいは障害によって在宅福祉を受ける人びと，また，介護保険制度が適用される高齢者は，その多くが医療サービスの受給者でもあり，そこに医療と社会福祉サービスとの連携が図られる必然性がある。そして，これらの人びとにとって，健康は「身体的・心理的・社会的に完全に良好な状態」(WHO, 1946)というよりは，それぞれの人にとって実現可能な最良水準の健康段階（最適健康）を探る個別的な援助が必要である。

　以上のような，「成長モデル」に基づく個人や集団への自立や自己尊重への援助は，もともとロジャーズ（Rogers, C. R.）の提唱したカウンセリングにおける人間理解でもある。また，疾患の維持・管理を含

む一人ひとりの最適健康を模索しようとする際にも，健康心理カウンセリングなどの手法が有効であろう。そしてまた，生活者としての医療・福祉のサービス受給者というのは，いまや，誰にとっても明日あるいはやがては自分や家族の身に起こるであろうことであり，高齢社会にとってはかつてのように病気や障害が，知らない他人に起こることではなくなってきている。このような状況で，医療や社会福祉のサービスには，人間としての一生を支える機能が必須とされる。人がどんな状況になっても，それをともに生きる人としての専門職あるいは専門的機能があってこそ，国民が安心して健康で文化的な生活を営めるといえよう（木村，1997）。

以上のように，医療，社会福祉，また，心理学の分野において，20世紀後半には，共通した理念と実践が追及されていた。すなわち，人間存在を，それぞれが独自であり，自己の責任のもとに，自分にとって必要な資源を選び取ることができ，成長可能で自立を求める存在であるという方向が示されている。

2 医療場面における健康教育

1 医療の場における多様な健康教育の必要性

医療の場では，多様で広範囲の健康教育を必要としている。従来からの糖尿病や喘息など疾患別に行われてきた自己管理や再発予防に向けた疾患コントロールのための指導はもちろん，疾患を引き起こす危険因子の除去についても教育が行われるようになった。たとえば，虚血性心疾患の発症の予防のための，高血圧や高脂血症への対処方法，栄養，喫煙，運動などに関する習慣の形成，あるいはタイプA行動パターンの改善やライフスタイル全体への見直しなどに対する患者教育も，

現在，日常的に行われている。

　対象と目的別にみれば，第1に，医療の場で行う患者や家族，医療従事者へ向けた健康教育がある。上にあげた患者教育はその例であるし，また，家族に対して行う糖尿病の食事管理などの例もある。医療従事者へ向けたストレスの自己管理の方法も健康教育である。第2には，医療の場から患者の職場や地域社会に向かってなされる環境調整などがある。心理的な側面の健康教育的介入としては，退院に向けて患者の不安を軽減するために，他の医療従事者と相談しながら，地域の看護・介護ステーションとの連携を図る，慢性疾患や障害を抱えて生きることになった患者の職場への理解を求める努力などさまざまである。第3には，一般市民あるいは広範囲の社会に向かって行う疾患の危険因子とそれに対する予防的対処の方法，あるいは患者の疾患管理に対する理解を求め偏見を除去することをねらった啓発活動，社会への提言などの健康教育がある。

　たとえば，エイズの予防と患者の理解のために行われる疾患発症の因子や日常生活の留意事項，あるいは虚血性心疾患の危険因子とその除去のための情報提供，再発防止のためのライフスタイルの改善への呼びかけ，そのための栄養・運動・休養に関する社会的なシステムづくりへの提言などがある。そして，現在，医療の場から社会に向けて行う積極的な介入計画の提示とその実行が必要な状況になっている。

　別な側面からいえば，インフォームド・コンセントの現場においては，いかにわかりやすく説明をし，患者の主体性を生かせるような選択に向けて援助をするか，同意と選択の後の心理的サポートをどのように継続的に行うか，それに要する人的資源のコストをどのようにまかなうか，などのこともある。近年ではさらに，臓器移植の技術が日進月歩に高まる一方で，臓器の移植を受ける決心，受けた後の心理的な課題とそのプロセス，あるいは，脳死と臓器提供に関する本人と家族の同意のための過程をどのように踏んでおくべきかなど，健康教育的な理念と実践とが必要なテーマも，医療の発展やその展開のあり方を

めぐってさまざまな形で登場してくる。これらの問題も，個別の医療場面では解決が難しく，社会的なオピニオンの形成に向かって，健康教育的な取り組みが急務である。

2　医療の場からの社会環境調整

　患者が慢性疾患や疾患の後遺症を抱えて，長期にわたりQOLの高い生活を確保するための健康教育は，個人や家族だけではなく，学校や職場や地域社会への働きかけが必須となっている。また，虚血性心疾患の発症と再発の予防に必要なライフスタイルの変更のためには，人びとの時間の使い方，仕事の仕方や休養のとり方，その社会的合意と実践を含む社会全体の取り組みを前提にしなければならないことが知られるようになっている。この問題も，患者や家族の教育というミクロな側面だけでなく，社会的啓発とその実践というマクロな取り組みが必要になっている。

　社会環境的調整による疾患予防の取り組みの例として，大規模な地域共同体全体への介入を行って，健康習慣の変容に成功した例を紹介しておこう。心疾患の危険因子を減らそうとしてフィンランドのノース・カレリアにおいて試みられたものであり，ノース・カレリア・プロジェクト（North Karelia project）と呼ばれている。すなわち，虚血性心疾患の高いリスクをもっている地域住民を対象に，マスメディアを使用して，高コレステロール，高血圧，喫煙などの危険因子を避けるための生活習慣の改善を試みた。その結果，心疾患による死亡率が減少しただけでなく，介入プログラムに参加した人の配偶者にも，喫煙の減少や血圧の低下，食生活の改善などの行動変容をもたらしたというものである。将来的には，こうした地域社会への介入法によるヘルスケア行動の改善に，健康心理カウンセラーも関連の他職種と共同して，参画できるに違いない。

第8章　医療・福祉場面における健康教育

3　福祉場面における健康教育

1　公的措置から利用者の自己選択へ

　戦後日本の社会福祉政策は貧困の対策と障害者の保護を主な領域としており，劣等処遇と保護的処遇が原則とされていた。すなわち，社会的給付を受ける人は給付を受けずに自立して生活している人の生活水準を下まわらなければならない(劣等処遇)，また障害をもつ人びとは弱者であり社会的に保護する必要があるので，大規模施設をあちこちの人里離れたところにつくって収容する(保護的処遇)というものであった。

　これまで社会福祉を支えてきたのが，従来の社会福祉事業法の中核であった福祉六法であり，生活保護法，児童福祉法，身体障害者福祉法，知的障害者福祉法，老人福祉法，母子および寡婦福祉法である。その適用を受けて，いわば社会的弱者が福祉の恩恵にあずかる，それを決めるのがそれぞれの管轄の役所であった。

　施設についていえば，保護者がいないか，いても虐待など適切な保護がなされない子どもは児童福祉施設へ，精神遅滞や脳性まひなどの後遺症によって知的に障害がある場合は知的障害者福祉施設へ，介護が必要な老人は高齢者福祉施設へ，と措置によって収容されていた。そして従来はこうした施設の運営の改善や，施設の中での人権保護の重視に努力が払われてきた。したがって，健康教育のあり方も，施設の生活に合わせる生活習慣の確立や自分の身辺管理ができることへと向けられ，アイデンティティの確立や自分の環境そのものの改善，あるいは法律や社会の矛盾に気づいて指摘するような方向は，社会的措置の方法には馴染まなかった。

しかし，ここに述べてきたようなさまざまなプロセスを経て，福祉サービスの利用者とそれに対する施策の中心はさま変わりしている。本章においては，社会福祉の新たな展開に注目して，障害者に関する社会的動き，在宅福祉・地域福祉の強調，ゴールドプラン21（今後5か年間の高齢者保健福祉施策の方向）を取り上げて，福祉場面における健康教育を検討する。

2　自己選択，自己責任，ノーマライゼーションと健康教育

　先にもその一部を述べたが，現在，社会福祉政策において理念的・実践的改変が迫られている時期である。社会福祉事業法は，2000年に社会福祉法と改められ，基本的には，公的措置から利用者の自己選択と自己責任へと変更された。まず，障害者の場合を例に，さまざまな方向転換をみておこう。

　"障害者がいる社会が普通の（ノーマルな）社会である"ということばに集約されるノーマライゼーションへの動きがあった。国際障害者年（1981年）に先がけて ICIDH（国際障害分類）が公にされ，障害は機能障害（impairment），能力障害（disability），社会的不利（handicap）の3つのレベルに分類されるようになった。そして，「機能障害」に対しては医学的アプローチが，「能力障害」に対しては心理教育的なアプローチないしは障害を補償し適応を促すような方策が，そして「社会的不利」には福祉的サービスを投入する方向が提案された。これに続く障害者の10年（1983年から1992年）が，障害者の社会的参加とノーマライゼーションをスローガンとして展開された時期である。

　そのためには，以下に示す3つのバリアを取り除き，障害をもっていても生活がしやすい地域社会をつくろうとする努力が払われている。すなわち，さまざまなバリアフリーの展開であり，駅の階段など車椅子で移動するためのバリア（物理的バリア）の除去，在宅福祉サービスの欠如などによるバリア（社会制度的バリア）の補完，障害者に対

する偏見など（人的バリア）の修正などがその例である。

そして，1993年の障害者基本法においては，精神障害者が身体障害者と同様に位置づけられ，1994年の地域保健法を経て，精神保健及び精神障害者福祉に関する法律の成立（1995年）によって，精神障害者も地域社会で生活を営む権利が保障されたのである。

このような状況の中で，どのような健康教育が必要とされ期待されているかは，明らかであろう。第1には，人びとの自己選択と自己責任を支える精神的自立をどのようにして図るのかというテーマがある。そしてまた，そもそも果たして，21世紀に個人の自立こそがめざされるべき価値なのか，このような課題は健康心理学にとっても健康教育にとっても根本的で重大なテーマである。理念的検討も含めて，自立支援のための健康教育的アプローチが必要であろう。

第2には，障害者もいわゆる健常者もともに支えあって生きる社会をどのようにして構築するのか。学際的なアプローチと他職種との協同が問われる分野である。第3に，バリアフリーの施設の設計や素材の開発，日常的な道具の工夫など，人間工学的なアプローチが必要であり，その一部には心理学的な知見や手法が生かされる場があり，そして，それらの物づくりに携わる人びとへの障害理解や人間心理の理解のための健康教育もある。

3　在宅福祉・地域福祉

従来の福祉は施設中心であったが，1970年代後半頃から福祉サービスの利用者であってもできる限り在宅で生活できることが望ましいと唱えられるようになり，次第に在宅生活を支えるサービスを整備しようという取り組みが進められた。

2000年に改正された社会福祉法で設けられた「地域福祉の推進」では，地域住民が安心して暮らせるように法制度による在宅福祉サービスを基盤にして，保健・医療サービスや施設も含めた福祉サービスを整備

する。また，ケアの担い手として地域住民もボランティア活動や地域活動に参加することによって，福祉コミュニティを形成しようとする取り組みがなされている（杉本，2001）。

　こうした在宅福祉や地域福祉の中での健康教育の役割は，単なるアイデンティティの形成だけではなく，一方では，自分に今何が必要でそれをどのようにして入手するかという自己の管理と法律や社会制度の見極めができる利用者を育てることである。また，他方では，利用者とボランティアが相互に支えあう中に自分の精神的な充足を見出すような人材の育成のための社会教育的な支援である。また，臨床社会心理学的なコミュニティづくりの手法も必要であろう。

4　高齢者保健福祉施策（ゴールドプラン21）と健康教育

　それまでの「ゴールドプラン（新・高齢者保健福祉推進十か年戦略）」の終了や介護保険制度の導入という新たな状況を踏まえ，2000年度から2004年度までの5か年計画として策定されたのが「ゴールドプラン21（今後5か年間の高齢保健福祉施策の方向）」である。

　これは，厚生労働白書平成14年度版によれば，21世紀の高齢社会において高齢者が尊厳を保ちつつ自立した生活ができ，積極的に社会参加ができるような社会の構築をめざしているのである。具体的には，①活力のある高齢者像の構築，②高齢者の尊厳の確保と自立支援，③支えあう地域社会の形成，④利用者から信頼される介護サービスの確立，という4つの基本的な目標が掲げられている。

　そして，高齢者の生活支援のためには，介護保険制度に基づく介護サービスが運用されているが，そのほかに，介護予防（要介護状態になることや要介護状態がさらに悪化することを予防する）や，生活支援（外出支援サービスなどによる自立した生活の支援）が提供されるなど，さまざまな企画の中から選択して実施できるようなシステムをつくるなどの工夫がなされている。

このような状況で必要な健康教育の視点は，何であろうか。まず，調査研究によって，これらの施策が，実際に地域で生活する具体的な高齢者たちにどのような福利もたらしているのかを把握することである。そして，どんな形で提供すれば健康で活力ある高齢者や支えあう地域社会の形成に資するのかについて，その方策や手法を考案することが健康教育のスタートに必要であろう。

そして，現在のサービスの利用者の世代は，憲法で生活権の保障された時期にはもう成人していた人びとであり，もともとは自己の権利を主張するように教育された世代ではない。これらの人びとに，権利と責任の感覚を呼び起こしそれを支援していくことも大切である。さらに，次の世代に対してあるいは政治的無関心無頓着といわれる世代に対して，自己の権利と責任だけでなく，自分がどう生きどう死ぬのかという人間としての健やかさ（木村，1999）の健康教育をどのように展開するのか。それが，問われるところである。

文　献

古川孝順・松原一郎・杜本　修（編）　1995　社会福祉概論　有斐閣
ギャッチェル R.J.・バウム A.・フランツ D.S.　本明　寛・間宮　武（監訳）　1992　健康心理学入門　金子書房
日野原重明　1999　「ケア」の新しい考えと展開　春秋社
細谷俊夫(編)　1980　新教育学大事典　第一法規出版
石井敏弘(編)　1998　健康教育大要　ライフ・サイエンス・センター
木村登紀子　1992　慢性病者の生活ストレス　現代のエスプリ　No.300　至文堂
木村登紀子　1997　死に逝く患者への援助　岡堂哲雄（編）　患者の心理とケアの指針　金子書房
木村登紀子　1999　医療・看護の心理学　川島書店
厚生労働省(監修)　2002　平成14年版　厚生労働白書
丸山　晋　2002　トータルリハビリテーションの概念　臨床精神医学，**31**(1), 5-12.
武藤孝司他　1994　健康教育・ヘルスプロモーションの評価　篠原出版
中川米造・宗像恒次(編)　1989　医療・健康心理学　福村出版
杉本敏夫(監修)　2001　福祉カウンセリング　久美
多田羅浩三(編)　2001　健康日本21　推進ガイドライン　ぎょうせい

《topics》
❖寝たきりゼロ作戦（地域包括ケアシステム）

　年老いても寝たきりにならず，心身ともに健康で暮らしたいというのは万人の願いです。しかし，年をとると病気になったり，元気な人でも次第に弱って寝たきりになりやすくなります。65歳以上の老人で「全く寝たきり」と「ほとんど寝たきり」の人を合わせると31万6,000人います（厚生省，1998）。
　「寝たきり老人」は「寝かせきり老人」「寝かされきり老人」といわれるように，病気や障害そのものが原因ではなくその後の本人の過ごし方や介護の仕方などによって起こることが多いのです。高齢化の進行にあわせて寝たきり老人の数が年々増加する傾向にあります。
　この問題に「寝たきりゼロ作戦」のスローガンを掲げて挑戦し，1980年から1994年までの10数年間に寝たきり老人を3分の1，寝たきり老人の比率では3.8％から1％まで減らすという大きな成果をあげたのが，広島県御調（みつぎ）町です。この町は尾道市の北に位置する人口約8,500人，高齢化率30.0％，若い人は都会へ働きに出，老人と子どもが家を守っているという典型的な過疎の町です。公立御調総合病院（16診療科，210床）を中心として医療，保健，福祉の連携による地域包括ケアシステムを確立しました。
　その動機になったのは，脳卒中で運び込まれ老人を開頭手術で救命した後リハビリを行い，杖をついて歩けるようになって退院した老人が，半年か1年で寝たきりになり，再入院してくるという事実です。そこで院内に行政部門である健康管理センターを併設し，町の厚生課の保健担当部門，住民課の福祉担当部門，社会福祉協議会のホームヘルパー，国保事業も移管し，その行政責任者は病院長が兼務する統合システムをつくりました。
　さらにケアハウス，老人保健センター，リハビリセンター，特別養護老人ホーム，などの施設の充実をしました。医療，保健，福祉の出前制度をつくり，保健医療スタッフと福祉スタッフが同行して家庭訪問を行ったり，退院前に自宅のバリアフリー工事をしています。また，住民全部を対象にしたボランティア組織「福祉バンク」は点数制と時間貯蓄制で地域ケア体制を支援しています。病院長と町長の見事な連携リーダーシップで成功した地域老人ケアのモデルとして早くから全国的に注目されています。　　（山本多喜司）

第9章
ストレス自己管理のための健康教育

1 ストレスマネジメント教育とは何か

　健康教育の中で，最近注目を集めているものに，ストレスマネジメント教育（stress management education）があげられる。これは，文字どおりストレスマネジメントを教えること，すなわち自分のストレスを自分で管理できるように教育することにほかならない。ときには予防的な意味で健康教育として，あるいはセルフケア教育として対症療法・代替療法として，健康心理学の専門家から健康者やクライエントに対して教育プログラムに従ってなされる。
　ストレスが心の健康に関係するばかりではなく，身体の健康へも強く影響することが知られていることから，ストレスマネジメント教育は，心身の健康を維持促進するための知識ならびにスキルを修得するための健康教育，予防教育といえる。いうならば，ストレスに対処できるスキル（技術）を子どもたちに授けることにより，子どもの生きる力を育む，ライフスキル教育ともいえる。

2 ストレスマネジメント教育の歴史

1 欧米に発祥

　欧米では,ストレスマネジメント教育は1970年代から始まっている。当時のアメリカは成人病による医療費の高騰から，ヘルスプロモーション事業の推進が火急の問題となっていた。その結果，タバコやドラッグをやめ，ジャンクフードの摂取を控えてバランスのよい食習慣に変え，運動を日課とするような生活習慣の修正を社会運動とする施策

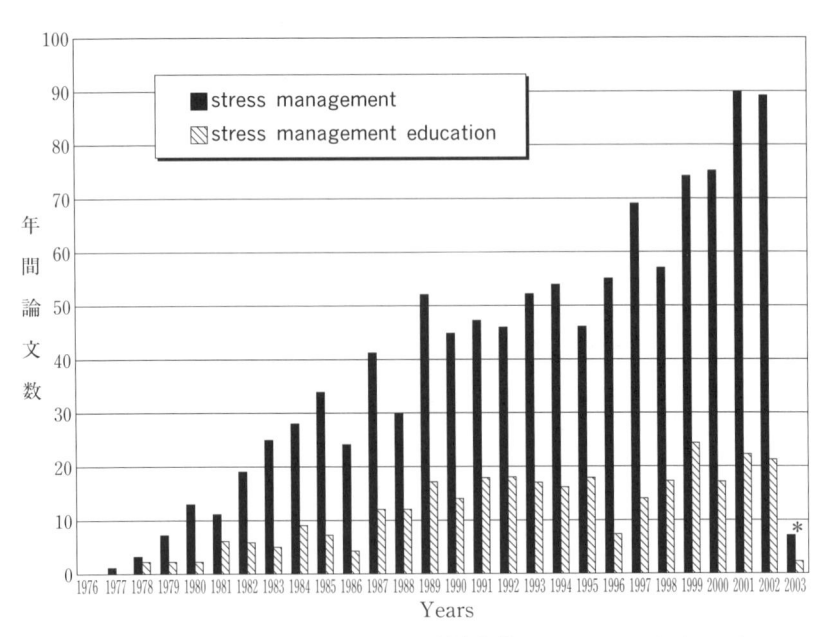

図9－1　ストレスマネジメント研究論文数とストレスマネジメント教育研究論文数の年次推移　　＊2003年1月末現在

第9章 ストレス自己管理のための健康教育

が開始された。また,ベトナム戦争帰還兵の心的外傷後ストレス障害(Post Traumatic Stress Disorder:PTSD)や薬物濫用,自殺,暴力犯罪の多発などの社会問題への対応にも呼応して,薬物療法に頼らないセルフコントロール法としてのストレスマネジメントが普及した。

子ども社会でも同様で,アメリカを中心に,当時から不登校や学校不適応,いじめや校内暴力が社会的な問題となっていた。こうした問題への教育機関としての積極的な対応法として,ストレスマネジメント教育のプログラムが,小学校から大学に至るまで広く利用されるようになった。

図9-1に,医学関係の学術論文データベース PubMed によって検索した,ストレスマネジメントならびにストレスマネジメント教育に関係する論文数の年次推移を示す。黒い棒グラフは"stress manage-

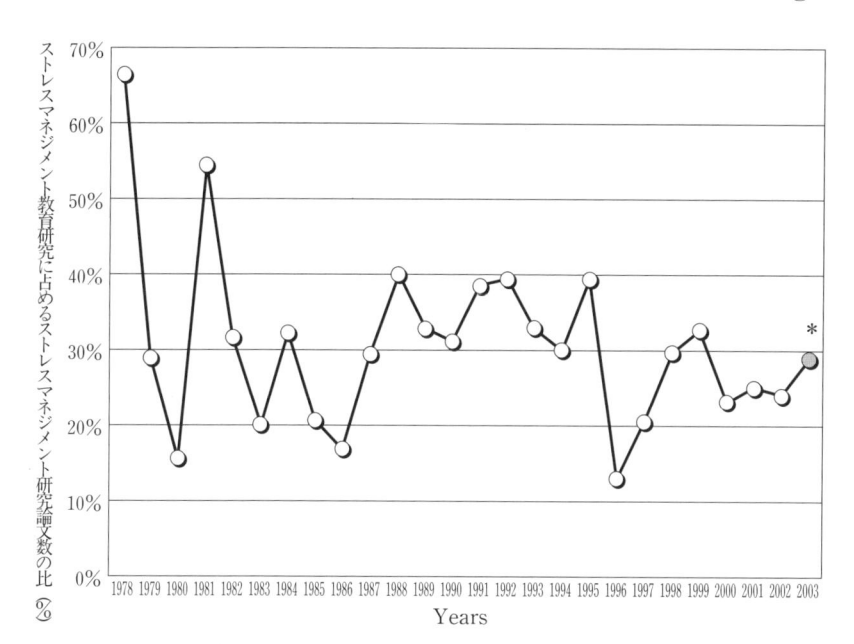

図9-2 ストレスマネジメント研究に対するストレスマネジメント教育研究の比率の年次推移　　　　　　　　　　　　＊2003年1月末現在

ment"を論文中に含む論文数を,斜線入り棒グラフはこれに"education"をAND条件として掛けた論文,すなわちストレスマネジメント教育に関する論文数を示す。

図から明らかなように,ストレスマネジメントに関係する最初の実践研究は1977年に2編あらわれ,以後着実に研究数が伸びて,2001年には90編,2002年には89編が登録されている。2003年1月末日現在の登録総数は1,094編であり,毎年70～90編の研究報告が学術誌に報告されるに至っている。

図9-2は,ストレスマネジメント教育が,全数に占める割合を示す。ストレスマネジメント教育関係の論文数は,2003年1月末日現在309編に及び,全体に占める割合は28%であり,年次推移をみてもおよそ30%がストレスマネジメント教育に関する研究であることがわかる。

このように,ストレスマネジメント教育は,欧米で1980年代から普及を始め,1990年代から21世紀にかけてさらに急激に普及していくようすが理解できよう。

2　本邦の歴史

一方わが国では,ストレスマネジメントおよびストレスマネジメント教育は,長く注目されることなく時を過ごし,公教育の場で理論に基づいて実践的に行われた研究があらわれるのは1994年のことであった(竹中ら,1994)。こうした膠着状態が一変したのは,1995年1月の阪神・淡路大震災の勃発であった。震災直後からPTSDに対する心のケアの必要性が叫ばれると同時に,急激にストレスマネジメント教育が注目を集めた (山田,1996, 1997a, 1997b, 1999；山田ら,1999)。

以来,地下鉄サリン事件,O-157食中毒騒動,神戸通り魔事件,池田小学校事件など子どもが被害者となる災害や犯罪の後,早急になされるべきストレスケア活動としてストレスマネジメント教育の必要性が指摘された。また1997年以来,ストレスマネジメント教育に関する導

入書，実践書，研究書が出版され(竹中，1997；服部・山田，1999；冨永・山中，1999；山中・冨永，2000；大野ら，2002)，多くの学校教員などへの紹介記事や雑誌の特集が組まれるに至り，今では小中学校などの公教育現場では普段の教育活動の中で実践されるようになってきている。

こうした公教育の場でのストレスマネジメント教育の実践活動は，大阪，兵庫，京都，鹿児島，福岡，などに拠点をおく研究会を中心として独自に発展していった。そして2002年8月には，これら研究会が結集して日本ストレスマネジメント学会を設立するに至り，ストレスマネジメント教育の理念，教育目標，技法，基本教材などの標準化と学術的評価の推進が具体化するに至っている。

3 ストレスマネジメント教育の種類

ストレスマネジメント教育は，いくつかの種類に分類できる。ここでは，4つの観点から分類を試みる。

1 予防対象別による分類

まず，予防対象別の分類である。予防医学にならって，対象者によって第一次予防，第二次予防，第三次予防と3つに分類することができる（図9-3）。

第一次予防は，現在健康な人を対象として，病気にならない方法，健康を増進する方法を教えるもので，病気にならないようにという水際作戦である。

第二次予防は，リスク保有者を対象として，リスクケアに重点をおいた介入を行うものである。

第三次予防は，いったん健康を害して加療後病状が回復した人を対象としたリハビリテーションを兼ねた予防医療の提供である。こうした予防医学の3水準によって，ストレスマネジメント教育を分類することができる。

　一般の学校で，平時になされるストレスマネジメント教育のほとんどは，第一次予防に属するものといえる。また震災後の被災地で，ケア活動として行った活動などは，直接被害を被っていない児童にとっては第二次予防であるが，自宅が壊滅的な被害を受けたり肉親を喪失した体験を有する子どもにとっては第三次予防と分類できる。

2　対象者の年齢による分類

　対象者の年齢段階によっても分類することができる。子どもから高齢者まで，さまざまな段階があるが，健康教育としてのストレスマネジメント教育は，できるだけ若年のときから行うのが将来的により効

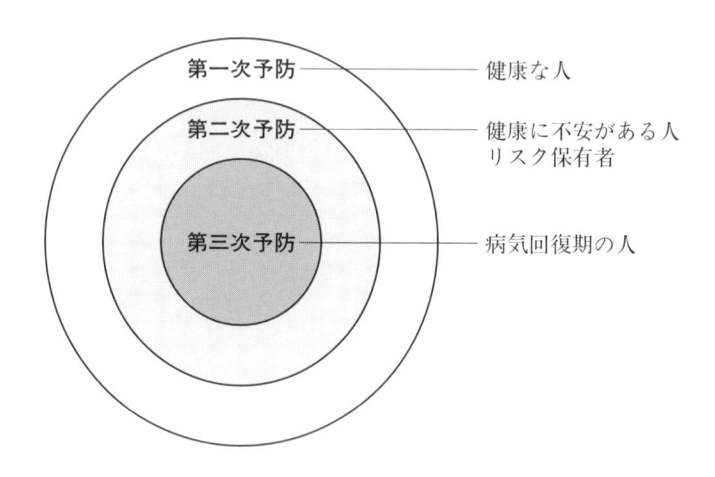

図9-3　対象者で分けた3種の予防の概念図
　　　第一次，第二次，第三次と次数があがるにつれて
　　　対象者数は絞られる。

果的だといえる。幼稚園，小学校，中学校，高校，大学と順に進行する学校教育の中で，その発達段階に応じて，達成すべき課題を設定したカリキュラムができれば理想的であるが，いまだそのような系統的なものはない。学校教育を終えた後も，職業人としての教育研修や，生涯教育の機会にストレスマネジメント教育がなされる。

　第一次予防という観点では，中高年から開始するのは遅いかもしれない。しかし，第二次，第三次予防を視野に入れたストレスマネジメント教育は，むしろ中高年にこそ意義深い。高齢者に対するストレスマネジメント教育については，その短期的な効果は認められつつあるものの，長期的な効果については現在研究継続中である。

3　場による分類

　ストレスマネジメント教育はそれがなされる場によって，分類することができる。子どもから青少年を対象とすると，教育の場としては公教育の場である学校がもっとも効率がよいと思われる。指導者はもちろん学校の教諭，なかでも養護教諭やストレスマネジメント教育の専門家などが適任となる。

　高校，専門学校，大学となると，徐々に学生の関心が多様化してくることから，ストレスマネジメント教育の必要性についての動機づけの違い，授業形式への適不適，継続性の保証など，教育効率は徐々に低下してくるかもしれない。

　成人以降になると，教育の場は職場や地域になる。厚生労働省肝いりのトータル・ヘルスプロモーション事業に参加している事業所や組合などがこれに該当する。また大阪府立こころの健康総合センターのストレスマネジメント事業（ストレスドック，リラックス体験，リラックスセミナー）やそれに類する地域精神保健福祉センターや，病院，健保施設などもある。

4　期間・形式による分類

　期間（短期〜長期）と形式（単発か継続か）によって，これまでの筆者らの実践例を分類することができる。半年以上にわたって，同一の集団を対象として系統的な教育を行うものが長期継続型ストレスマネジメント教育である。公教育の場では理想的なものであり，香田(2002)の中学校選択科目「りかこちゃんの秘密」などが好例である。一方，外部講師を招いて講演会として一度だけ行うものは短期単発型であるが，事前に自己学習とストレス診断テストなどを行い，事後に振り返りの時間をもつなどして中期単発型に成長・成熟させたものもある(坪田，2002)。

4　ストレスマネジメント教育の内容

1　ストレスの用語を学ぶ

　ストレスについて学ぶにあたって注意すべきことは，学習者がストレスについて，すでに，多様で独自のイメージを有していることである。したがって，ストレスマネジメント教育の最初はストレスに関する用語を正確に定義し，その定義の範囲の中で学習を進めることである。すなわち，ストレスの原因と，結果を分離して理解することが本教育の第一歩となる。

(1)ストレッサー

　ストレスの原因となるものをストレッサー(stressor)と呼ぶ。①大切な人やモノを失う（喪失体験）や，恐い出来事に遭遇する（恐怖体験）などの心の傷・トラウマ体験，②入学・卒業・親との別離・就職

など人生上体験する事象 (life events) は，それを経験することで新たな適応努力を要するのでストレッサーとなる。また，蒸し暑い気候，窮屈な衣服，狭い部屋，暗い教室，いじめっ子のいる教室など，日常の苛立ち事 (daily hassles) や環境要因も，ストレッサーとなり得る。

(2)ストレス反応

セリエ (Selye, H., 1956) は，寒冷，灼熱，薬物，痛みなど，どのような有害刺激をラットに与えても，血圧上昇，脈拍増大，筋活動増加，発汗，内臓活動鈍化など自律神経系の交感神経の活動があらわれ，胸腺萎縮，副腎肥大，血中コルチゾール増加などが観察できることから，これら一連の生体反応をストレス反応(stress reactions) とした。闘争－逃走反応とも呼ばれるストレス反応は，なんらかのストレッサーにより誘発され，生存のために役立つ適応反応である。

2 ストレスの構造を知る

図9－4にストレスマネジメント教育の構造モデルを示す。これは，ラザルスとフォルクマン (Lazarus, R. S. & Folkmen, S., 1984) のモデルに従っており，ストレッサーへの認知的評価(cognitive appraisal)すなわち気づきがあってはじめて適切な対処，コーピング(coping)がなされるという認知過程を元にしている。すなわち，ストレッサーへの気づき，ストレッサーへの対処，ストレス反応への気づき，ならびにストレス反応のコントロールといった学習者本人が自分で理解し，対処できるストレスマネジメントの4つのパートへの教育的介入モデルである。

(1)ストレッサーへの気づき促進

ストレスマネジメント教育の第1段階は，何がストレッサーかに気づくことであり，ストレッサーへの認知的評価を促すことである。

自分たちにとって何がストレッサーかをグループワークで話し合って気づくことが学校教育の場では実行しやすい。日記を書く習慣のある人にとっては，日々の出来事をストレス日誌として記載することで，ストレッサーが予測できるようになると指導する。また，カレンダーにストレッサーがたっぷりある日，ない日，などを自分にわかるように印をつけて，事前に準備しておくことなどを教える。
　ストレッサーへの気づきを事前に予測できるようになれば，それだけで身体は準備ができており，体制が整うと教えたい。

(2)ストレッサーへの対処

　ストレスマネジメント教育の第2段階は，ストレッサーへの対処法について考え，気づかせ，新たな対処法を教えることである。
　ストレッサーからの回避法を列挙したり，ストレス日誌に自分のとった対処法を記録させたりするとよい。指導者はストレッサーが予測

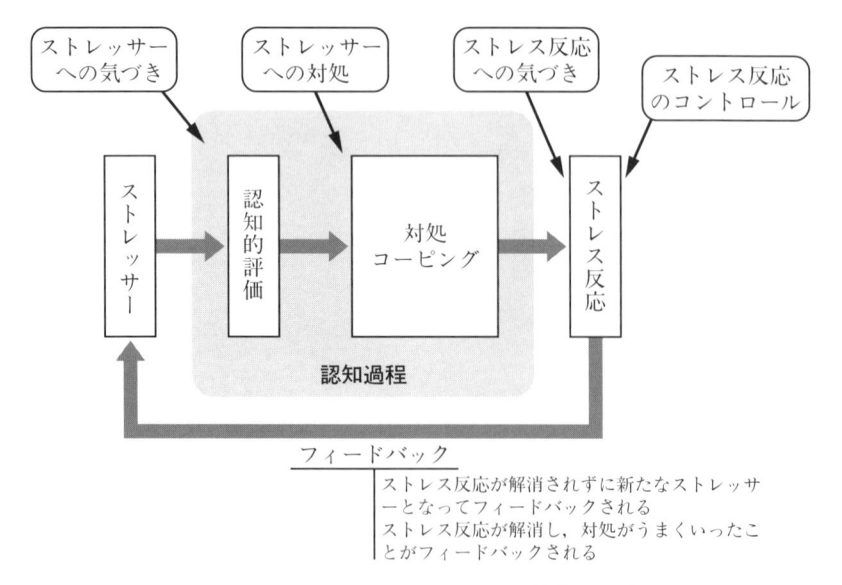

図9－4　ストレスマネジメント教育の図式

可能か，対処可能かを冷静に考えさせ，必要に応じて助言を与える。

　積極的で焦点を絞った対処方略（問題中心の対処）が多くの場合有効であることを教えるが，事故や病気で障害を負うことなど積極的な対処が困難なストレッサーの存在にも気づかせる。そんなときには，事態を冷静に受けとめて辛抱すること(消極的対処)，専門家に援助を求めること，不自由でも楽しみは見つかること，自分を励ますこと(情動中心の対処）が有効なことを教えたい。

　いろいろなストレッサーに気づき，それらへの対処法について考え，話し合うことは，学校教育でできるもっとも基本的なストレスマネジメント教育となる。

(3)ストレス反応への気づき促進

　ストレスマネジメント教育の第3段階はストレス反応への気づきを促すことである。

　不安な時に脈拍が増え，ドキドキしたり，呼吸が乱れるのがストレス反応であることに気づかせる。緊張すると血圧が高くなり，口が渇き，冷や汗が出る。掌に汗が出，筋肉がブルブル震えて，まばたきも多発する(山田，1997)。これら身体の反応が，ストレス反応であると教えたい。さらに，こうした一連の生体反応が，自律神経系の交感神経の働きによる正常な防御反応であることを教えることが大切である。自分で脈をとったり，指先の温度を測る実習によって，ストレス反応への気づきは低学年の子どもでも達成可能である。

　当初は比較的元気であっても，ストレッサーに曝露されつづけると次第に疲労困憊し，ついには病気になることも教える。そしてそうした症状は，からだ，こころ，行動の3面にあらわれることを教えたい。

　からだに出る症状としては，不眠，頭痛，胃・十二指腸の潰瘍，過敏性大腸，円形脱毛などの心身症がある。こころにあらわれる症状としては，イライラ，驚愕，恐慌などの「不安反応」，何を見てもうっとうしい気分に修飾される「うつ症状」，思考がまとまらない「混乱反応」，

および「怒り」などの精神症状がある。行動にあらわれる症状は、学校や職場への不適応、いじめや暴力沙汰などの行動上の症状と多義にわたることを教える。

　こうした症状が軽いうちに気づき、ストレッサーを同定し、ストレッサーへの曝露が継続しないように正しく対処することが大切だと教える。

(4) ストレス反応のコントロール法の習得
　ストレスマネジメント教育の第4段階は、ストレス反応を積極的に制御する方法を教えることである。
①リラクセーション訓練
　ストレス反応を抑える技術をリラクセーション（relaxation）と呼ぶ。興奮した交感神経系の活動を、自分の力で抑え、コントロールするリラクセーション技法としていくつかの技法が開発されている。イメージを使ったリラクセーション法は、気持ちがよくなるイメージをわかせるために特有のスキットを使って、漸進的筋弛緩訓練を実現する。腹式呼吸を修得するための訓練法も、実用的な教案ができている（大野ら、2002）。仰向けに寝転がって、お腹の上に三角形に折ったボール紙を乗せ、呼吸によるボール紙の動きを観察しながら練習する方法が効果的である。専門的知識が必要なものとして、自己暗示を用いる自律訓練法もある。
②アクティベーション訓練
　ストレス反応の副産物、コルチゾールを消費しきればストレス反応は鎮静化する。運動や大声を出して暴れることで、ストレス反応はおさまる。これをアクティベーション（activation）と呼ぶ。
　汗をかくが息があがらない程度の有酸素運動を20～30分続けるのが効果的で、ジョギング、水泳、自転車こぎ、太極拳、散歩などがある。大声で泣き笑いすること、人と話をすること、歌うこともアクティベーションスキルである。椅子とりゲームやジャンケン遊びなど、キャ

ンプなどで行われるグループ遊びを利用する方法もある。
　以上述べたストレスマネジメント教育の4つの部分は，おおむねラザルスのモデルに従った認知過程に関する心の教育が第1の要素であることが理解されよう。さらに，ストレス反応に対して積極的にコントロールを行うためのスキル教育が第2の要素であることも理解されるであろう。

5　ストレスマネジメント教育の評価

　ストレスマネジメント教育は，ストレス科学にのっとってなされるものなので，教育効果が評価されてようやく完結する。根拠のある教育，エビデンスに基づいた教育（evidence based education）こそが，健康教育に期待されることだからである。
　ストレスマネジメント教育の効果は，いくつかの方法で評価が可能である。教えたことが伝わったかを評価するプロセス評価と，思わぬところに影響があらわれる波及効果の2つの評価法が考えられている。

1　プロセス評価

(1)知識テスト
　教えたことが，知識として正しく伝わったかをテストによって評価するものである。ストレッサー，ストレス反応，コーピングなどの用語を正しく理解したかどうかをテストすることといえる。

(2)スキル評価
　リラクセーションスキルが身についたかどうかを，自己評価させたり，指導者が他者評価することである。

(3)自己効力感

対処スキルが身について、実場面でどの程度利用できるかを、学習者自身に自己評価させる。筆者らのストレスマネジメント自己効力感尺度（SMSE-20）などが有効である（図9－5）。

まず、教育の前に、SMSE-20への回答を求める。20の項目は、ストレスと上手につきあっていくための術であることを述べ、現時点でどの程度できると思うかを自己評価させる。60点を合格ラインとして、自分で考えてつけさせる。ストレスマネジメント教育が終了した時点でまたSMSE-20への記入を求める。リラクセーションのスキルを中心としたストレスマネジメント教育を行うと、2番、10番、13番の回答に変化が認められることがわかっている。

2　波及効果

学校教育現場でストレスマネジメント教育を実施すると、子どもの親や、地域の人びとに思わぬ波及効果があらわれることがある。親からの苦情が減る、保護者参観時の私語が減る、PTA活動が活発になる、などである。その結果、学内美化が推進され、学校がきれいになる。

子ども自身については、他の科目の成績が上がること、クラス運営が楽になること、早退や欠席が減ることなどの形であらわれることもある。

6　今後の課題

ストレスマネジメント教育の必要性は理解されても、自由に使える時間が少ない公立学校で実施しようとすると、困難に遭遇する。効率的なストレスマネジメント教育の教案事例が少なく、専門書さえわが

第9章　ストレス自己管理のための健康教育

SMSE-20：Stress Management Self-Efficacy scale Version 1.0
氏名：＿＿＿＿＿　性別：男・女　年齢：＿＿歳　今日の日付＿＿年＿＿月＿＿日

次のようなことができると思う程度を，100点満点で表してください。
まったくできそうにないと思えば0点，完璧にできそうだと思えば100点，その中間が50点。
合格点を60点として回答して下さい。　　　（0～100点のどれかに○をつけてください。）

ぜんぜんできない　←－＋－→　完全にできる

1．どんなつらい事が発生するか，予測できる…………0-10-20-30-40-50-60-70-80-90-100
2．イライラしそうな時でも，リラックスすることができる………0-10-20-30-40-50-60-70-80-90-100
3．映画や演劇を観て，心から笑ったり泣いたりできる…0-10-20-30-40-50-60-70-80-90-100
4．どんな時でも冷静に判断することができる…………0-10-20-30-40-50-60-70-80-90-100
5．つらいことでも，辛抱(しんぼう)できる……………………0-10-20-30-40-50-60-70-80-90-100

ぜんぜんできない　←－＋－→　完全にできる

6．物事の悪い面だけでなく良い面に気づくことができる……0-10-20-30-40-50-60-70-80-90-100
7．困ったことがあったら，相談できる人がいる…………0-10-20-30-40-50-60-70-80-90-100
8．困難に出会っても，常に積極的にチャレンジできる…0-10-20-30-40-50-60-70-80-90-100
9．どんな時も，ユーモアを忘れないでいられる…………0-10-20-30-40-50-60-70-80-90-100
10．怒りで爆発しそうになっても抑えることができる……0-10-20-30-40-50-60-70-80-90-100

ぜんぜんできない　←－＋－→　完全にできる

11．お茶やコーヒーなどでくつろぐことができる…………0-10-20-30-40-50-60-70-80-90-100
12．イライラしたとき，からだを動かして発散(はっさん)できる……0-10-20-30-40-50-60-70-80-90-100
13．むかついて，キレそうになっても辛抱(しんぼう)できる…………0-10-20-30-40-50-60-70-80-90-100
14．自分をそれなりに評価(ひょうか)できる………………………0-10-20-30-40-50-60-70-80-90-100
15．イヤなことはイヤと正しく主張することができる……0-10-20-30-40-50-60-70-80-90-100

ぜんぜんできない　←－＋－→　完全にできる

16．時間を忘れるほど没頭(ぼっとう)できることがある………………0-10-20-30-40-50-60-70-80-90-100
17．自分の思い通りになることがある……………………0-10-20-30-40-50-60-70-80-90-100
18．時には人の気持ちを分かってあげることができる……0-10-20-30-40-50-60-70-80-90-100
19．人をひっぱっていける得意なことをもっている………0-10-20-30-40-50-60-70-80-90-100
20．世間の役に立っているとおもうことができる…………0-10-20-30-40-50-60-70-80-90-100

ぜんぜんできない　←－＋－→　完全にできる

© Yamada et al., 2000

図9－5　ストレスマネジメント自己効力感尺度

国独自のものが少ないことなどがネックとなる。筆者らは，ストレスマネジメント教育を養護教諭やスクールカウンセラーなどの心身の健康の専門家だけでなく，一般の教師がマニュアル片手に実施できるようなものにしようと，テキストならびにワークブックを開発している(GAS研究会，2000；山田，2000；大野ら，2002；PGS研究会，2002)。

今後は，幼稚園児から大学生までの広い年齢層を対象とした，学習プログラムと教材の開発が急務となろう。

文　献

GAS研究会(編)　2000　ストレスしのぎ辞典　健康設計

Greenberg, J. S.　1999　*Comprehensive stress management*. 6th ed. McGraw-Hill.

服部祥子・山田冨美雄(共編)　1999　阪神淡路大震災と子どもの心身　名古屋大学出版会

香田順子　2002　中学2年選択授業「ストレスに強いリカコちゃんの秘密」　大野太郎・高元伊智朗・山田冨美雄(編)　ストレスマネジメントテキスト　東山書房　Pp.137-145.

ラザルスR.S.・フォルクマンS.　本明　寛・春木　豊・織田正美(監訳)　1991　ストレスの心理学　実務教育出版

　　(Lazarus, R.S., & Forlman, S.　1984　*Stress, appraisal, and coping*. New York：Springer.)

大野太郎・高元伊智朗・山田冨美雄　2002　ストレスマネジメントテキスト　東山書房

PGS研究会　2002　ストレスマネジメント・ワークブック　東山書房

杉靖三郎・田多井吉之介・藤井尚治・竹宮　隆(共訳)　1963　現代生活とストレス　法政大学出版局

　　(Selye, H.　1956　*The stress of life*.　McGraw-Hill.)

竹中晃二(監訳)　1995　ガイドブック・ストレスマネジメント：原因と結果，その対処法　信山社

竹中晃二　1997　子どものためのストレスマネジメント教育　北大路書房

竹中晃二・児玉昌久・田中宏二・山田冨美雄・岡浩一朗　1994　小学校におけるストレス・マネジメント教育の効果　健康心理学研究，**7**(2), 11-19.

冨永良喜・山中　寛　1999　動作とイメージによるストレスマネジメント教育　展

第9章 ストレス自己管理のための健康教育

開編　北大路書房
坪田　泉　2002　中学3年進路学活「生きる力を育てるストレスマネジメント教育」大野太郎・高元伊智朗・山田冨美雄(編)　ストレスマネジメントテキスト　東山書房　Pp. 146-165.
山田冨美雄　1996　ストレス評価とマネジメント　宮田　洋(編)　脳と心　培風館　Pp. 102-112.
山田冨美雄　1997a　わが国へのストレスマネジメント教育導入の意義と問題点　竹中晃二(編)　子どものためのストレスマネジメント教育　北大路書房　Pp. 58-66.
山田冨美雄　1997b　子どもの震災ストレス：ケア・マニュアル作成への指針　タイプA, 8(1), 55-60.
山田冨美雄　1999　青少年のストレスマネジメント教育　青少年問題研究, **48**, 1-16.
山田冨美雄　2000　青少年指導者のためのマニュアル集3　「ストレスに負けないたくましい力を育むストレスマネジメントプログラム」　大阪府生活文化部青少年課
山田冨美雄・百々尚美・大野太郎・服部祥子　1999　震災ストレス反応の経時的変化におよぼす震度と性の影響：ストレスマネジメント教育のための基礎資料　日本生理人類学会誌, **4**(1), 23-28.
山中　寛・冨永良喜　2000　動作とイメージによるストレスマネジメント教育　基礎編　北大路書房

《topics》
❖ 高齢者のための回想法

　「老いの繰り言」といわれるように，高齢者が昔の話を繰り返すということは，老化に伴う否定的な現象と思われてきました。こうした見解に対して，1960年代に老年精神医学者のバトラー（Butler, R. N.）は，高齢者の回想が，単なる老化の一部ではなく，死が近づくことによって自然に生じる心理的過程であり，過去の未解決な課題をとらえ直すことにもつながる積極的意義をもつものであると主張しました。

　これを契機として，高齢者の回想，ライフレビューの研究が盛んに行われるようになり，臨床的には回想法が用いられるようになってきています。ここでは，臨床的回想法について述べます。

　回想法の効果には，個人・個人の内面への効果と，社会的・対人関係的・対外的世界への効果とがあるといわれます（野村，1998）。個人・個人の内面への効果としては，①ライフレビューを促し，過去からの問題の解決と再組織化および再統合を図る，②アイデンティティの形成に役立つ，③自己の連続性への確信を生み出す，④自分自身を快適にする，⑤訪れる死のサインに伴う不安を和らげる，⑥自尊感情を高める，ことがあり，また，社会的・対人関係的・対外的世界への効果としては，①対人関係の発展を促す，②生活を活性化し，楽しみを作る，③社会的習慣や社会的技術を取り戻し，④新しい役割を担う，⑤世代交流を促す，⑥新しい環境への適応を促す，ことが指摘されています。

　回想法は，一般の高齢者に対してだけでなく，認知症高齢者にも盛んに用いられるようになってきています。認知症高齢者に対する効果としては，①情動機能の回復，②意欲の向上，③発語回数の増加，④表情などの非言語的表現の豊かさの増加，⑤集中力の増大，⑥問題行動の軽減，⑦社会的交流の促進，⑧支持的・共感的な対人関係の形成および他者への関心の増大，が考えられています。

　回想法は，対象や個人か集団かなどによって実施方法を区別することができます。認知症高齢者に対してしばしば用いられている回想法グループを計画する場合には，①ニーズアセスメント，②目的，③グループ構成，④時と場およびグループの形式，⑤グループセッションの内容，⑥前グループ段階での予定メンバーとのコンタクト，⑦施設の方針や職員間でのグループ受容の程度，の7つの要素を検討することが欠かせないとされます。（長田久雄）

［文　献］
Butler, R. N.　1963　The life review: An interpretation of reminiscence in the aged.　*Psychiatry*, 26, 65-75.
野村豊子　1998　回想法とライフレビュー　中央法規出版

第10章
ヘルスケア・システムと健康教育

1 健康づくりと健康教育

1 健康増進,疾病予防と健康づくりの関係

　日常において,健康増進は"健康によいとされる○○をすること",疾病(病気)予防は"病気の原因となる○○をしないこと"などを意味してしばしば用いられる。前者が積極的で,後者が消極的であるという感じがあるものの,両者の差異は明確ではない。実際,健康増進の行動が疾病予防にもつながっている場合は多いし,健康増進に取り組む背景には"病気になりたくない"という思いがあろう。
　疾病を予防するためにはその進展の各段階に応じた適切な手段が講じられなければならない。図10-1に疾病の進展過程と予防手段の適用時期の関係を示した。これは疾病対策で臨床医と公衆衛生医が協同するために,1950年代にアメリカのリーヴェル (Leavell, H. R.) とクラーク (Clark, E. G.) が提唱した考え方が源流となっており,現在では保健・医療に携わる者が疾病対策において用いる共通の枠組みとし

疾病の自然史		原因 →	前疾病状態 高危険状態 →	病理変化 →	発症 →	進化した疾病 →	死
疾病の自然史		宿主要因（内的発症要因）		早期の疾病			
疾病の自然史		環境要因（外的発症要因）					
疾病の予防	予防手段の内容	①健康増進		③疾病の早期発見・早期治療			
疾病の予防	予防手段の内容				④重症化の防止・障害の制限		
疾病の予防	予防手段の内容	②疾病に特異的な予防			⑤リハビリテーション		
疾病の予防	予防医学のレベル＊	一次予防		二次予防			
疾病の予防	予防医学のレベル＊				三次予防		

＊予防医学のレベル

一次予防：宿主の感受性を変えたり，感受性者への危険要因曝露を軽減することによって疾病の発生を未然に防止すること。「①健康増進」と「②疾病に特異的な予防」に対応する。

二次予防：疾病が始まっても，症状が発現しない初期に発見し，これを治療すること。「③疾病の早期発見・早期治療」に対応する。

三次予防：発症した傷病の悪化を防止し，障害を残さないように臨床的な対策を行うこと，および社会復帰を図ること。「④重症化の防止・障害の制限」と「⑤リハビリテーション」に対応する。

図10－1　疾病の自然史と予防

て定着している。健康増進と疾病予防はともに一次予防レベルの手段内容となっており，予防を図る疾病が特定されるか否かによって両者は区別されている。また，ここで疾病の予防とは単に発病を防ぐだけにとどまらず，発病してからの悪化の防止までを含んでいることに留意されたい。

ところで，健康増進と類義で，よく使用される語として"健康づくり"がある。わが国では昭和53（1978）年から"国民健康づくり対策"が展開されてきたが，その初期に厚生省（現在の厚生労働省）公衆衛生局長を務めた大谷藤郎（1981）は，健康づくりについて狭義と広義，さらにその中間の3通りの考え方があるとしている。図10－1に示した疾病予防手段の内容との対応でいうと，狭義の健康づくりは"健康増進"のみを，広義には5つのすべての段階を意味するという。本稿では"健康づくり"を図10－1における一次予防レベルの手段内容，すなわち"健康増進"と"疾病に特異的な予防"を合わせたものと定義して論を進める。

2 健康づくりにおける健康教育

"健康増進"は疾病の発生前に積極的に健康状態を保持・増進することを意味しており，一般的に疾病予防を図るものである。家庭，学校，職場における良好な生活環境，快適な衣服，適切な栄養摂取，運動を確保するための指導や相談などの内容がある。現在のわが国において主要な死亡原因となっている慢性退行疾患（成人病／生活習慣病）の予防には生活習慣（ライフスタイル：lifestyle）の改善が重要である。

"疾病に特異的な予防"は原因の明らかな疾病に限られる。感染症に対する予防接種や消毒，適正血圧を維持するための減塩，薬剤の予防内服，さらには職業病や公害による健康障害を防ぐための環境対策などがあげられる。健康教育の対象問題を（疾病に限定せずに）健康を

損なうすべての問題とするならば，事故の防止対策も含まれる。
　"健康増進""疾病に特異的な予防"のこうした内容について人びとが望ましい行動をとり，環境が改善されて，ひいては各個体の健康状態が良好になるように働きかけることが健康教育である。健康づくり（一次予防）において健康教育が果たす役割はきわめて大きい。

2　行政におけるヘルスケア・システム

　ヘルスケアについては確立された定義がないが，"健康増進""疾病に特異的な予防"および"疾病の早期発見"の三者を包括した意味で用いられることが多く，"健康管理"とほぼ同義といえる。本稿でもヘルスケアをこの意味で定義したい。また，システムとは"誰が見てもそう見えるところのある実体そのものではなく，人それぞれの持っているパラダイムである（システム科学研究所編：『システム考現学』より要約）"という定義を採用する。
　わが国の行政における健康管理活動の体系は，表10-1のように3つの分野（地域保健，学校保健，産業保健）に大別される。
　地域保健における健康管理活動の枠組みには，対象者の年齢やライフステージを機軸とするもの（母子保健，成人保健，老人保健など）と疾病や健康障害で分けられたもの（精神保健，感染症対策，健康づくり施策など）がある。
　学校保健とは"学校における保健教育及び保健管理をいう"と定義されており（文部科学省設置法第4条），図10-2のように構成されている。保健教育は児童・生徒・学生の健康生活能力の発達をめざす教育活動であり，保健管理は児童・生徒・学生および教職員の健康を保持・増進するためのサービス活動である。それぞれがその特質を活かすとともに，両者が有機的に関連して展開されなければならない。たとえ

第10章　ヘルスケア・システムと健康教育

表10-1　行政におけるヘルスケア・システム

行政の分野	対象とする生活の場	対象者	関係する法律（施策）	行政組織のライン		
				国	都道府県	市区町村
地域保健	家庭 地域社会	一般住民 自営・農業従事者 妊産婦　乳幼児 保育園児　老人	地域保健法　母子保健法　老人保健法　栄養改善法　精神保健福祉に関する法律　障害者福祉に関する法律　予防接種法　感染症の予防及び感染症の患者に対する医療に関する法律（健康づくり対策）（歯科保健対策）など	厚生労働省	衛生部[1] 衛生課[1] 保健所[3]	（衛生部）[2] 衛生課[1] （保健所）[3] 保健センター
学校保健	学校	幼稚園児　学童・生徒・学生　教職員	学校保健法	文部科学省	教育委員会	教育委員会
産業保健	職場	雇用者（パートを含む）	労働基準法　労働安全衛生法　作業環境測定法　じん肺法	厚生労働省	労働部[4]→労働基準局[4]	

1) 衛生部、衛生課に相当する部課の名称は地方公共団体によって異なる。また、福祉など他の分野と合わせた事務を所掌する場合もある。具体的には「保健福祉部」「健康部」「保健課」「健康課」など。
2) 人口規模の小さい多くの市町村では、衛生部に相当する部が設置されていない。
3) 地域保健法においては、保健所は都道府県、指定都市、中核市、その他の政令で定める市、または特別区が設置することとなっている。平成14年4月1日の時点では、都道府県立448、政令市（53市）立111、特別区（23区）立23で、全国に582の保健所が設置されている。
4) 労働局、労働基準局は国の機関。

159

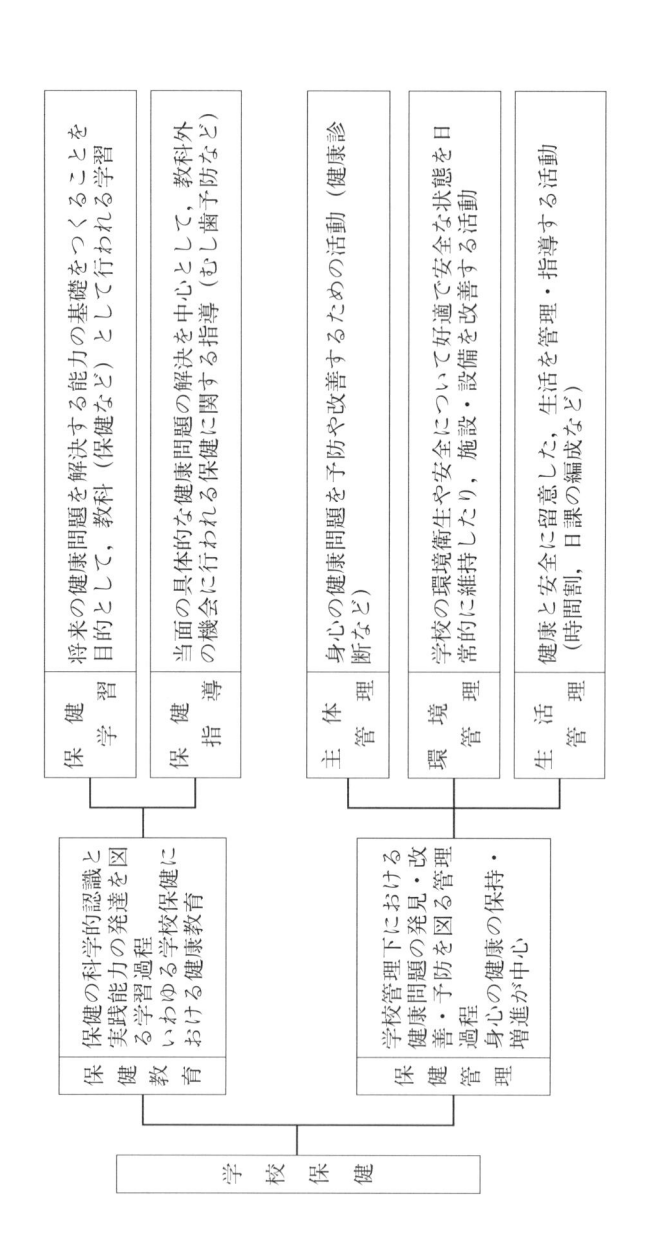

保健学習	将来の健康問題を解決する能力の基礎をつくることを目的として,教科(保健など)として行われる学習
保健指導	当面の具体的な健康問題の解決を中心として,教科外の機会に行われる保健に関する指導(むし歯予防など)
主体管理	心身の健康問題を予防や改善するための活動(健康診断など)
環境管理	学校の環境衛生や安全について好適で安全な状態を日常的に維持したり,施設・設備を改善する活動
生活管理	健康と安全に留意した,生活を管理・指導する活動(時間割,日課の編成など)

保健教育	保健の科学的認識と実践能力の発達を図るいわゆる学習過程における学校保健における健康教育
保健管理	学校管理下における健康問題の発見・改善・予防を図る管理過程 身心の健康の保持・増進が中心

学校保健

図10-2 学校保健の構成

ば，健康診断において保健管理の効果を高めるには，受診者がその意義や目的を理解し，自己の健康の保持・増進に結果を活用するべきであるが，それには実践能力を教授する保健教育(健康教育)が必要である。

職域においては，労働者の安全と健康を確保し快適な職場環境の形成に寄与することを目的として，労働基準法や労働安全衛生法に基づく対策や活動が行われている。労働基準法は最低基準を示し，その遵守を強制する性格が強い。これに対して，労働安全衛生法はさらに進んで業務内容に即応した健康障害防止対策の展開と，より快適な職場環境の形成をめざす。同法のもとで，表10－2のような労働衛生の3管理（作業環境管理，作業管理，健康管理）と安全衛生教育が展開されている。健康管理については，事業者は労働者に対し医師による健康診断を行うことが，また労働者は健康診断を受診することが，それぞれの責務とされている。

地域保健の各領域，学校保健の保健教育，産業保健の健康管理において，健康教育は重要な役割を果たす。

3 健康政策と健康教育

(1) 国民健康づくり

本格的な長寿社会の到来に備え，明るく活力ある社会を構築することを目標として，わが国では昭和53 (1978) 年から第1次国民健康づくり対策が開始され，生涯を通じた健康づくりの推進（健康診査と保健指導の体制整備），健康づくりの基盤整備(市町村保健センターなどの設置)，健康づくりの啓発普及に取り組んできた。昭和63 (1988) 年からは第2次国民健康づくり対策（80歳になっても身のまわりのことができ，社会参加もできるようなアクティブな老人になるようにという意図から"アクティブ80ヘルスプラン"と称される）が実施され，

表10-2 労働衛生（産業保健）管理の対象と措置（厚生統計協会，2002, 298頁を改変）

有害要因の影響経路	労働衛生管理の区分（3管理）		管理の目的	管理の内容	評価指標	判断基準
有害物使用量 ↓ 発　生　量	作業環境管理	作業環境中の有害要因を除去し、更に快適な作業環境を維持すること	発生の抑制	代替 使用形態，条件 生産工程の変更 設備，装置の負荷		
			隔離	遠隔操作／自動化 密閉	環境気中濃度	管理濃度
気中濃度			除去	局所排気 全体換気 建物の構造		
曝露濃度 体内侵入量	作業管理	職業性健康障害の予防という観点から作業自体を管理すること	侵入の防止	作業場所 作業方法 作業姿勢 曝露時間 保護具 教育	生物学的指標 曝露濃度	曝露限界
反応の程度 健康影響	健康管理	労働者の健康を継続的に観察（健康診断など）し、職業性健康障害の予防、衛生管理の改善・向上を図ること	健康障害の予防	生活指導 休養 治療 適正配置	健康診断結果	生物学的曝露指標

生活習慣の改善による疾病予防・健康増進の考え方が発展した。栄養,運動,休養のバランスのとれた生活の確立をめざしながらも運動にとくに重点がおかれ,健康増進認定施設の整備や健康運動指導士の養成が推進された。

平成12 (2000) 年からは"21世紀における国民健康づくり運動（健康日本21）"が,①健康を増進し,発病を予防する一次予防に重点を移す,②個々人の自由な意思決定に基づく主体的な取り組みを支援する環境整備を行う,③健康づくりの具体的な数値目標を設定することにより,健康づくり対策の評価を可能とする,④保険者,企業,医療機関,マスメディア,非営利団体など広範な健康関連団体等に参加協力を求めそれぞれの機能を活かして,効果的に個人の健康づくりを支援できる社会環境を構築する,という4つを基本理念として展開されている。

大きな問題となっている生活習慣や生活習慣病である9分野(栄養・食生活／身体活動・運動／休養・こころの健康／たばこ／アルコール／歯の健康／糖尿病／循環器病／がん)が選定され,70項目について現状値と平成22 (2010) 年を目処とする到達目標値が示された（たとえば,栄養・食生活の分野では"40～60歳代女性において肥満者の割合を,現状の25.2%から20%以下にする""成人の1日あたり野菜摂取量を,現状の292グラムから350グラム以上にする",などとなっている)。そして,①多様な経路による普及啓発,②推進体制の整備,地方計画の支援,③各種保健事業の効果的・一体的事業実施の推進,④科学的根拠に基づいた事業の推進,という4つを推進方策とすることとしている。

全国レベルでの戦略的な基本計画である健康日本21を受けて,平成13 (2001) 年度にはすべての都道府県において地方計画（都道府県計画）が策定された。

(2)老人保健における健康教育

老人保健医療対策は,昭和58 (1983) 年2月に施行された老人保健法に基づいて総合的・体系的に整備され,現在に至っている。"国民の

老後における健康の保持と適切な医療の確保を図るため，疾病の予防，治療，機能訓練等の保健事業を総合的に実施し，もって国民保健の向上および老人福祉の増進を図ること"を目的とする同法は，壮年期以降を対象とする種々の保健事業を統括し，老人医療と連携させることで総合的な保健医療サービスを提供するとともに，老人の医療に要する費用を公平に負担することをねらいとしている。

同法に基づく保健事業には，①健康手帳の交付，②健康教育，③健康相談，④健康診査，⑤医療等，⑥機能訓練，⑦訪問指導，があり，市町村が実施主体となっている。対象者は医療等については75歳以上の者及び65～74歳で寝たきりの者等であって，その他の保健事業（以下"保健事業"）については40歳以上の者（職域等において，これらの事業に相当する事業の対象となる場合を除く）である。

保健事業については，第1次計画(昭和57～61年度)，第2次計画(昭和62～平成3年度)，第3次計画（平成4～11年度）に続いて，医療保険福祉審議会老人保健福祉部会の"高齢者保健事業のあり方に関する専門委員会"の意見を受けて策定された第4次計画（平成12～16年度）が現在推進されている。その概要は表10-3のとおりであり，このうち健康教育については表10-4のように市町村保健センターや医療機関などで実施されている。

(3)学校保健における保健教育

学校保健における健康教育は保健教育と称される。保健教育は学校教育法に基づいた教育活動であり，同法施行規則において教育課程が，学習指導要領（文部科学省告示）において指導内容の基準が，それぞれ定められている。保健教育とは，児童・生徒・学生が健康な生活に必要な知識や技能を習得するとともに，それらを日常生活に適用する自立的能力を養うことをねらいとし，"保健体育"等の教科(保健学習)や，学級活動，学校行事等の特別活動などにおける健康に関する指導（保健指導）をとおして行われる。

表10-3　老人保健法に基づく保健事業の第4次計画(平成12～16年度)の概要

● 基本的性格

　壮年期死亡の減少及び痴呆*⁾若しくは寝たきりにならない状態で生活できる期間(健康寿命)の延伸等を目標に，健康日本21を国民的な運動として推進することとしているが，第4次計画はこうした目標を実現するための実践計画として，生活習慣病などの疾病や介護を要する状態に陥ることをできる限り予防していくことを目指す。

● 重点的に取り組む疾患

　重点的に取り組む疾患として，
　　第1に，死亡や生活の質の低下をもたらす，がん，脳卒中，心臓病及び糖尿病
　　第2に，脳卒中及び心臓病の危険要因である高血圧及び高脂血症
　　第3に，高齢期の生活の質に深く関わる，痴呆*⁾，骨粗鬆症及び歯周疾患が挙げられている。

● 重点事項（一部を抜粋）

　<u>生活改善等を通じた疾病予防対策の推進</u>：一人ひとりの対象者が自らの生活習慣改善に向けて行う努力を支援するため，新たに個別健康教育が導入された。個別健康教育は高血圧，高脂血症，糖尿病及び喫煙の4領域について，基本健康診査において要指導と判定された者や禁煙を希望する喫煙者等を対象に，疾病の特性や対象者一人ひとりのおかれた生活環境等を踏まえた支援を半年間程度継続して行う内容である。

　<u>介護を要する状態となることを予防する対策等の推進</u>：介護保険制度の実施を背景として，寝たきり，痴呆*⁾などにより介護を要する状態となることを予防することがますます重要になることから，これに重点をおいて機能訓練，訪問指導を推進する。併せて，介護に携わる家族等の健康管理を支援する観点から，介護家族健康教育，介護家族健康相談，介護家族訪問健康診査を新たに実施している。

　<u>健康度評価の実施</u>：保健サービスの提供に先立って，個々の対象者におけるサービスの必要性を評価し，その対象者による最適なサービスの選択を支援する。

＊）平成16年12月24日，「"痴呆"に替わる用語に関する検討会(座長：高久史麿)」が作成した報告書を踏まえて，厚生労働省は"痴呆"に替わる新たな行政用語として"認知症"を用いるように変更した（法令上の用語変更は検討中）。

表10-4 老人保健法に基づく健康教育(第4次計画;平成12〜16年度)の概要

種類	対象者	内容
個別健康教育	基本健康診査の結果が"要指導"の者	個人の生活習慣を具体的に把握しながら、継続的に個別に健康教育を行う ・高血圧個別健康教育 ・高脂血症個別健康教育 ・糖尿病個別健康教育 ・喫煙者個別健康教育
集団健康教育	40歳以上の者 必要に応じ、その家族等	健康教育、講演会等により、以下の健康教育を行う ・歯周疾患健康教育 ・骨粗鬆症(転倒予防)健康教育 ・病態別健康教育 ・薬健康教育 ・一般健康教育
介護家族健康教育	40歳以上の者のうち、家族の介護を行う者等	介護を行う者に発生しやすい健康上の問題に関する一般的な知識や留意事項

　平成10(1998)年度に告示された学習指導要領では、生涯を通じて自らの健康を適切に管理し、改善していく資質や能力を培い、実践力を育成するため、健康の大切さを認識し、健康なライフスタイルを確立する観点に立ち、教科保健体育や特別活動を中心に健康教育の充実が図られた。小・中学校は平成14(2002)年度、高等学校は平成15(2003)年度から学年進行で全面実施されている。この学習指導要領に基づく保健学習の内容を表10-5に示した。改訂にあたっては、感染症、心の健康、生活習慣病の予防、薬物の乱用防止、性に関する問題行動への対応などの指導を充実することとされた。

(4)産業保健における労働者の心身両面にわたる健康保持対策
　わが国の人口構成が高齢化に向かう中で高年齢労働者の割合が増加

第10章　ヘルスケア・システムと健康教育

表10-5　改訂後の保健学習の内容(平成10年度告示)

小学校	中学校	高等学校
第3・4・5・6学年 24単位時間程度 1.毎日の生活と健康 2.育ちゆく体とわたし 3.けがの防止 4.心の健康 5.病気の予防	第1・2・3学年 48単位時間程度 1.心身の機能の発達と心の健康 2.健康と環境 3.障害の防止 4.健康な生活と疾病の予防	第1・2学年 2単位(70単位時間) 1.現代社会と健康 2.生涯を通じる健康 3.社会生活と健康

資料）各学習指導要領による

しており，生活習慣病を有病する労働者の割合が高まっている。加齢による身体機能の低下に関連した労働災害も増加している。こうした疾病や身体機能低下については，日常的に運動を行い，適切な食生活と健康的な生活習慣を維持することによって，かなり予防できることが明らかになってきた。また，技術革新の進展，就業形態の多様化の中で，仕事に対する強い不安，悩み，ストレスがあると訴える労働者の割合は年々増加している。

こうした健康問題に対応して，昭和63（1988）年の労働安全衛生法の改正により健康保持増進措置の実行が事業者の努力義務とされ，こうした措置を利用して心身の健康を確保する努力が労働者にも求められた。これに基づいて同年に"事業所における労働者の健康保持増進のための指針"が労働大臣（当時）から公表された。図10-3は，これらを踏まえて労働省（現在の厚生労働省）が推進する健康保持増進措置で，"トータル・ヘルスプロモーション・プラン（THP）"と称される。

健康測定の結果に基づいて，専門的な研修を受講したスタッフとともに心身両面から健康保持増進を図る取り組みである。さらに平成12（2000）年には，職場におけるメンタルヘルス対策を推進するため，"事業所における心の健康づくりのための指針"が策定された。

健康測定

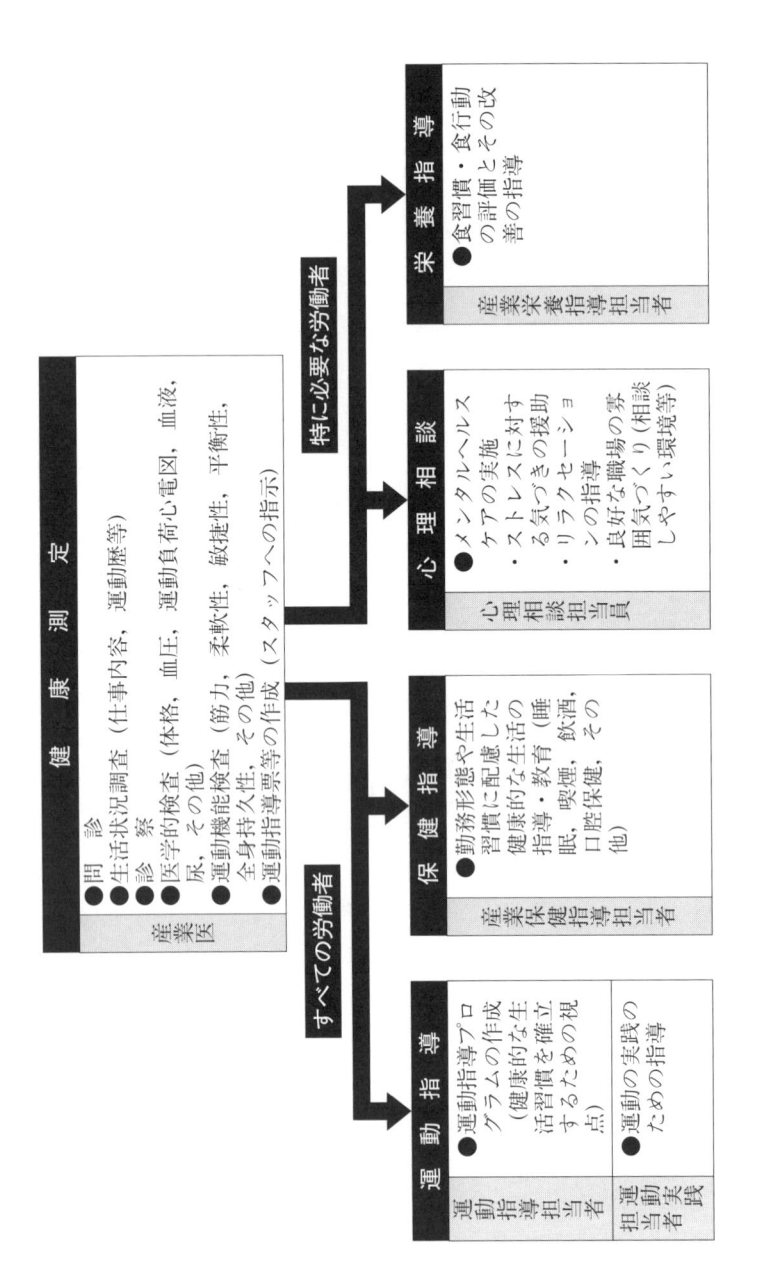

産業医
- 問診
- 生活状況調査(仕事内容、運動歴等)
- 診察
- 医学的検査(体格、血圧、運動負荷心電図、血液、尿、その他)
- 運動機能検査(筋力、柔軟性、敏捷性、平衡性、全身持久性、その他)
- 運動指導票等の作成(スタッフへの指示)

すべての労働者

運動指導
- 運動指導担当者
  - 運動指導プログラムの作成(健康的な生活習慣を確立するための視点)
- 運動実践担当者
  - 運動の実践のための指導

保健指導
- 産業保健指導担当者
  - 勤務形態や生活習慣に配慮した健康的な生活の指導・教育(睡眠、喫煙、飲酒、口腔保健、その他)

特に必要な労働者

心理相談
- 心理相談担当員
  - メンタルヘルスケアの実施
  - ストレスに対する気づきの援助
  - リラクセーションの指導
  - 良好な職場の雰囲気づくり(相談しやすい環境等)

栄養指導
- 産業栄養指導担当者
  - 食習慣・食行動の評価とその改善の指導

図10-3 産業保健において事業者が行う健康保持増進措置の流れ
(厚生統計協会, 2002, 302頁)

第10章　ヘルスケア・システムと健康教育

⑸ヘルスプロモーション：健康づくり政策の転換

　第2次世界大戦後，先進諸国では施設と人員の両面から医療（一部に保健を含む）資源が拡充されてきた。併せて医療に関わる公的制度が創設され，低所得に起因する医療へのアクセス障壁が撤廃された。その結果，多くの者が医療サービスを利用するようになり，その費用は急激に増加した（わが国では昭和36［1961］年に医療保険の国民皆保険制度が実現し，昭和35［1960］年から45［1970］年までの10年間に国民医療費は6.1倍になった）。

　しかしながら，医療費用の大幅な増加に見合う健康状態の改善があらわれない中で，1970年代には石油危機（アラブ産油国が原油の生産制限と大幅な値上げを行ったため，世界各国が深刻なスタグフレーションに見舞われたこと）のため国家財政が窮乏に陥り，脱医療による健康づくりが模索されるようになった。

　こうして健康づくりのあり方の変革が求められていた背景の中で，カナダ連邦政府の保健福祉省長官であるラロンド（Lalonde, M., 1974）は，それまで主流とされていた"保健医療体制(health care organization)"ばかりでなく，"人の生物学的要因 (human biology)" "環境 (environment)" "ライフスタイル (lifestyle)" を加えた4つの要因が相互に作用し合って健康レベルが決定されると報告した。この報告書を受けて，世界保健機関（World Health Organization : WHO）ではキックブッシュ（Kickbush, I.）らによってヘルスプロモーションの概念が創造された。

　ヘルスプロモーション誕生の端緒となったその論文は"健康とは社会的な概念である（Health is a social idea.）"という文から始まる（Kickbush, 1981）。医療や保健の分野に限定した疾病予防，健康増進の効果に対する疑問，あるいは専門家主導による健康教育の限界に直面する中で，社会学的接近を試みた(彼女は社会学を修めている)結果として創造された健康づくりのとらえ方であると考えられる。健康に

表10-6 健康づくり政策の"これまで"と"これから"/ヘルスプロモーション（新しい公衆衛生）と従来の公衆衛生の比較（石井, 2001, 17頁）

	"これから"の健康づくり政策 ヘルスプロモーション（新しい公衆衛生）	"これまで"の健康づくり政策 従来の公衆衛生
健康の定義	個人の価値観に基づく量質ともに最も充実した生活・人生	専門家の判断により異常や疾病がないこと
健康づくりの目標	生活の質（quality of life）の向上、主観的な健康度の向上	疾病の根絶 死の回避 客観的指標（保健統計値、検査値）の改善
対象者	すべての人々	異常、疾病や問題がある人
問題解決の枠組み	目的志向	問題解消
問題解決の方向性の決定者	生活者	専門家
問題解決への接近	システム的接近	原因究明、分析的接近
基本となる内容	健康目的の明確化 戦略、戦術の決定と実行	分析的過程 問題の矯正
概念構成	生活が中心 主観を尊重 個別性を重視 肯定的（目的的志向）自主性	異常や疾病が中心 客観主義 一般性を重視 否定的（欠陥を矯正） 管理的
適用すべき疾病	慢性退行性疾患、アレルギー性疾患、感染症など全ての疾病（ただし、緊急性がないことが条件）	主として感染症
必要な情報	病歴、身体所見 検査値 保健統計値 価値観、能力、資源の評価 要望 興味	病歴 身体所見 検査値 保健統計値
関わる分野	社会のあらゆる分野	保健衛生
政策化・施策化の向き	ボトムアップ	トップダウン
健康教育の目的	健康能力の主体的形成 エンパワメント	知識の獲得 態度や行動の変容
効果発現までに要する時間	長い	短い
達成度の測定	各人が設定した目標・目的の達成	異常や疾病の根絶・減少 死の回避
達成度の判定者	生活者	専門家

第10章　ヘルスケア・システムと健康教育

関わるこうした観点に立って，当初は地域での健康教育の接近における根本的な転換が説かれた。

　次いで"19世紀以来の病理学的パラダイムによる消極的接近は，時代の要請に適さない""現代および将来には，全体論的医学・全人的医療（holistic medicine）や社会生態学のパラダイムによる積極的接近が必要である"として，転換の対象が健康づくり全体へと広げられた。病理学的に究明された原因による健康障害を最小限に抑えるというのでなく，各人が考える良好な状態を実現するために個々の価値観，生活習慣および社会環境を改善していくという枠組みを用いた健康づくりが提示されたのである。ヘルスプロモーションのこうした"新しさ"を従来の健康づくり政策と対比させて示すと表10－6のようになる（石井，2001）。

　1986年には第1回ヘルスプロモーションに関する国際会議が開催されて，ヘルスプロモーションは世界的な概念となった。この会議で採択されたオタワ憲章には"ヘルスプロモーションとは，人びとが自らの健康をコントロールし，改善することのできるようにするプロセスである（Health promotion is the process of enabling people to increase control over, and to improve, their health.）"と定義されており，この概念を基盤として政府の政策レベルから個人の生活レベルに及んで活動方法が示された（WHO, 1986）。

　わが国でも，平成4（1992）年10月に東京で開催された"健康文化都市シンポジウム"（議長：橋本大二郎／高知県知事）を皮切りに公式に展開された"健康文化と快適なくらしのまち創造プラン（平成14年末の時点で126の健康文化都市モデル市町村が指定されている）"，平成12（2000）年度より厚生省（現在の厚生労働省）によって推進されている"健康日本21"など，ヘルスプロモーションの考え方に基づく健康づくり事業が実施されている。また，学校保健では平成9（1997）年9月の保健体育審議会答申に"ヘルスプロモーションの理念に基づく健康の保持増進"と題する項が設けられ，平成10（1998）年度文部省

(現在の文部科学省)より告示された高等学校学習指導要領の保健体育では"……ヘルスプロモーションの考え方を生かし，人々が適切な生活行動を選択し実践すること及び環境を改善していく努力が重要である……"と記された。公衆衛生に関わる広範な分野にヘルスプロモーションが浸透してきた。

> 注：英米語の"health promotion"の和訳は，疾病予防手段の1つ（図10-1）を意味する場合には"健康増進"が用いられ，一方，オタワ憲章における定義を意味する場合にはそのまま"ヘルスプロモーション"とされることが多く，両者は分別されている。

(6)健康教育の展望と動向

学齢期（学校保健）においては生活・人生に汎用する課題であるライフスキル（日常生活で生じる種々の問題や要求に対して，建設的かつ効果的に対処するための能力）の開発を中心に，成人期（成人・老人保健）においては疾病・障害の予防や事故防止などに関係する具体的課題である生活習慣の改善（行動変容）に重点をおいて，健康教育が展開されてきた。

ライフスキル開発の理論的基盤を成す学習理論は，単純化された"刺

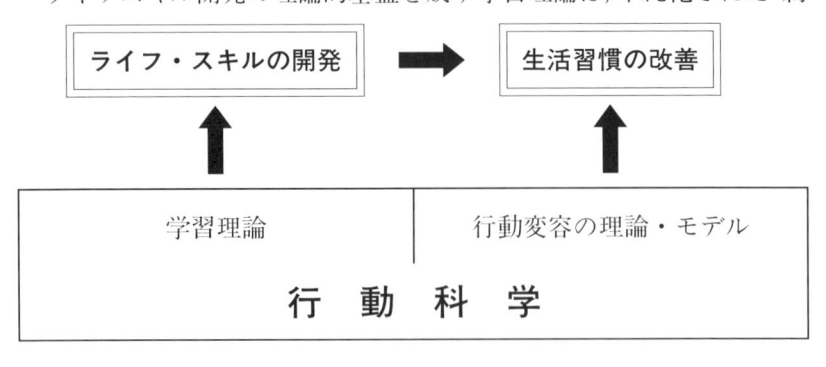

図10-4　健康教育における最近の構図（石井，2002）

激→反応(行動)"の強化を中心とする理論から始まった。近年は,社会の場で生じる多様な学習現象を統一的に理解するため社会学や心理学などの方法による接近が図られ,認知的要因を強調する社会的学習理論が発展してきた。また生活習慣の改善を図るには,旧来の知識教授を中心とする方法では限界が経験されて,心理学,教育学や学際的な行動科学などが導入されるようになった(図10-4)。

　ライフスキルの開発および生活習慣の改善に,研究理論において共通する多くの学問分野が関わるようになってきた。実際の場面においても,健康的な生活習慣を若年期から定着させることが健康障害の予防にもっとも効果があること,ライフスキル開発を促す要因は生活習慣改善にも資することが報告されている。学際化,そしてライフスキル開発と生活習慣の改善の統合化の方向へ,健康教育はさらに発展していくと思われる。

文　献

石井敏弘　2001　ヘルスプロモーションの実践的理解と健康づくり政策・施策の転換　石井敏弘・櫃本真聿(編)　ケースメソッドで学ぶ　ヘルスプロモーションの政策開発——政策化・施策化のセンスと技術——　ライフ・サイエンス・センター

石井敏弘　2002　健康教育　尾崎米厚・鳩野洋子・島田美喜(編)　いまを読み解く保健活動のキーワード　医学書院　P.70.

衛生法規研究会(監修)　2001　実務衛生行政六法　平成14年版

Kickbush, I.　1981　Involvement in health-a social concept of health education. *International Journal of Health Education*, **24**(4).

厚生統計研究会(編)　2002　国民衛生の動向　2002年

Lalond, M.　1974　*A new perspective on the health of Canadians*. Government of Canada

大谷藤郎　1981　健康づくりの基本的な考え方　(健康づくり振興財団編　健康づくりの広場)　保健同人社

World Health Organization(WHO), Health and Welfare Canada, Public Health Association　1986　*Ottawa Charter for Health Promotion*

柳澤健一郎(編著者代表)　2002　衛生行政大要 改訂第19版　日本公衆衛生協会

《topics》
❊「健康日本21」

　20世紀前半から中葉にかけて「国民病」とされた肺結核をはじめ，多くの感染症が抗生物質の開発，全般的な医学の進歩，栄養の改善などによって克服され，平均寿命が急速に延びるとともに疾患の種類や病態像も変化してきました。21世紀に入った現在，わが国の平均寿命は80歳を超え，一方では，生活習慣のあり方がその発症に強く関与している癌，心臓病，脳卒中などの「生活習慣病」が増加しています。生活習慣病は徐々に進行し慢性化する傾向があるので，日常生活の質が低下し，身体障害や知能障害を伴って長い年月寝たきり状態になることもしばしば起こります。

　現在の日本は平均寿命の延びと出生率の低下によって，高齢化が急速に進んでおり，2020年には，4人に1人，2050年には3人に1人が高齢者になる超高齢社会を迎えることが予測されています。そうなれば国民総生産（GNP）が低下する中で，高齢者の介護や治療に対する人的，経済的負担が増加することは明らかで，ますます生活の質の低下を起こすという悪循環を形成することも懸念されます。

　「健康日本21」は，日本のこのような高齢化社会において健康で活力に満ちた日常生活が送れるように21世紀に生きる日本人の健康維持・増進を課題に策定された健康政策の大方針です。その最大の課題は，生活習慣を改善することですが，目標を達成するうえで健康心理学の果たす役割はきわめて大きいと思われます。

　「健康日本21」には具体的な目標が掲げられています。すなわち，国民の健康増進，疾病予防および生活の質の向上を図るために必要な対象分野を設定し，それぞれの分野における2010年を目途とした目標が提示されています。

　以下に代表的な項目における現状の数値（1999年，健康日本21策定時）と2010年に達成されるべき目標値を示します。

		現状	2010年の目標値
運動	歩数　男性(70歳以上)	8,202(5,436)	9,200以上(6,700以上)
	女性(70歳以上)	7,282(4,604)	8,300以上(5,900以上)
栄養	食塩	13.5 g	10 g以下
	脂肪エネルギー比率	27.1%	25%以下
	野菜摂取量	292 g	350 g以上
休養	(心の健康)		
	ストレス認知(最近1ヶ月)	54.6%	10パーセンタイル以上の減少
	睡眠不足	23.1%	10パーセンタイル以上の減少
	自殺者	31,755人	22,000人以下

（佐々木雄二）

第11章
健康教育指導者の役割と養成

1 健康教育指導者とは

　健康教育指導者は，学校，医療機関，企業，地域社会などいろいろの職場に勤務し，職種も多様にわたっている。それぞれの場でどのような健康教育が行われているかをみると，職種によってその主務とする役割は異なるが，心身の健康の維持・増進，疾病の回復，QOLの向上をめざすという健康教育の目的は共通である。
　本章では個々の職場での指導者の役割というよりも，現在の健康教育指導者に求められている役割のうち，ニーズアセスメント，プログラムの開発，エビデンスに基づく介入，行政への政策提言の4つを取り上げる。次いで健康心理学の視点から，アメリカの「ヘルスサイコロジスト」の資格と教育訓練，日本の「認定健康心理士」の資格と教育訓練の現状を述べ，最後に健康教育の未来について若干の問題を指摘する。

(1)健康教育指導者の関係する職種と領域
　健康教育を「心身の健康の維持・増進，疾病の予防・回復を図るため

に必要な知識, 態度・行動を変容させる専門家による意図的教育」と広義に解釈すると, 健康教育指導者の職種や職場は多領域にわたっている。

幼稚園や学校における健康教育の指導者は保育者, 教員とくに保健体育の教員, 養護教諭などで, 幼児・児童・生徒・学生に対して学習経験を提供し, 彼らが主体的に健康で安全な生活をすることができるように教師という立場から健康教育を行っている。

医療に関する領域では, 保健行政官や医師, 歯科医師, 看護師, 保健師, 薬剤師, 助産師, 栄養士やその他の医療従事者が, 行政機関, 保健所, 保健センター, 病院などにおいて医療の専門家として患者の病気の診断や治療にあたっている。それと同時に患者や家庭に対して, 病気からの回復のための療養の仕方, 服薬, 食生活や生活習慣の改善, 予防について健康指導を行っている。

さらに, 診療のほかに特別な企画として健康教室, 妊産婦健康審査, 母子保健教室, 3歳児健康審査, 糖尿病教室, リハビリテーション教室など多様な健康教育が行われている。また医師は自治体の保健関連事業の指導者として, 保健師は市町村の保健指導の第一線で保健思想の普及・向上, 栄養改善, 環境衛生などに関する事業の企画・立案・実施・指導・助言などきわめて重要な役割を荷っている。

企業では従業員の「心とからだの健康づくり」をめざして, トータル・ヘルスプロモーション・プラン (THP) が推進され, 産業医を中心に運動指導員, 産業保健指導員, 心理相談員, 産業栄養指導者などが, 診療所, 人事, 教育, 福利厚生部門と協力して健康指導にあたっている。

(2) ヘルスサイコロジストの日本における現状

アメリカの大学院では健康教育の専門家の養成を早くから始め, 公衆衛生のプログラムを修了して博士号を取得した人は, プロフェッショナル・ヘルスエデュケーター (professional health educator) と称し, 健康心理学のプログラムを修了して博士号を取得した人をヘルスサイコロジスト (health psychologist) と称している。

わが国では前述の諸領域で健康教育が実施されているが「専門的健康教育者」という職種はいまだ存在しない。現在健康教育を行っている教師，医師，保健師，看護師などいずれの養成課程も職種別となっており，資格取得後の教育研修も職種別に行われることが多い。そのため教育研修の内容もそれぞれ特殊的事項が中心となっていて，健康教育のように複数の職種が携わり公衆衛生全般に関わる事項については重点的に学ぶ機会がないのが現状である（石井，1998）。

そこで国立公衆衛生院（現在の国立保健医療科学院）では，国および地方公共団体などで健康教育業務を担当する者を対象として，健康教育をテーマとする研修・訓練を行っている。また東京大学医学部保健学科の大学院をはじめ，近年設置されはじめた医科大学の保健学部保健学科の卒業生が保健所や保健センターで健康教育を担当している。

健康心理学の領域では，1988年に日本健康心理学会が創立され，現在2,000名近い会員が研究と研修を重ねている。最近2～3の大学や大学院に健康心理学科や専攻が設置され，専門家としての教育・訓練が行われている。したがって，現在心理学系の「健康教育指導者」は，大学や大学院あるいは医療機関や研究所などにおいて心理学や健康心理学の研究・教育で業績をあげている人や長年健康関連領域で実践活動をしている人たちである。

2　健康教育指導者の役割

健康教育指導者の健康教育，とくに健康心理学の視点から健康教育指導者の基本的な役割について述べる。

(1)健康教育のニーズアセスメント

健康教育の手順については第5章で述べられているように，ニーズ

アセスメントは健康教育実施の前提条件である。健康教育の対象となる人びとの健康や疾病に対する知識，態度，価値観，動機，願望や生活習慣が，健康状態や健康問題にどのように関わっているかを客観的に把握することが大切である。その結果に基づいて問題を明確化し，優先事項を決定し，目的を設定して具体的計画を立て，組織を編成して教育を実施し，評価するのが健康教育の一般的な手順である。プリシード・プロシードモデルでは実施に先立って，社会的診断，疫学的診断，行動，環境的診断，教育的・組織的診断，管理・政策的診断など多角的，系統的に行っている（野口，1998）。

　健康教育を行う際には対象者のニーズに的確に応える健康問題（テーマ）を取り上げることが重要である。ニーズに合致したテーマならば対象者の学習へのモチベーションも高く効果もあがりやすい。とくに事業として展開する地域健康増進運動などの場合，地域住民の主体性を重視し，住民自身が自らの問題を定義し，実行していけるように専門家が支援するエンパワーメント教育アプローチが重要であり，住民参加なくして成果は絶対にあがらない。

⑵健康教育プログラムの開発と普及

　これまでの健康教育の実践では多くの場合，健康教育指導者の過去の経験や勘と指導する人の力量，あるいはその領域での習慣に基づいて実施し，客観的科学的な評価資料の残されていない場合も少なくない。それでは健康教育は進歩しない。

　心理学の領域では行動科学理論，社会的認知論，認知行動の理論などが発展し，それらの影響を受けて健康心理学では健康行動の形成や疾病予防のメカニズムを説明するためにヘルスビリーフモデル，プリシード・プロシードモデル，トランスセオレティカルモデル（Prochaska, J.O., 2002），ヘルスアクションプロセス・アプローチ（Schwarzer, R., 2000），その他のモデルが提案されている。わが国でも小中学生の性格や行動の改善をめざすフィークス（PHEECS）と称するプログラム（山

崎, 2000), ストレスマネジメントのプログラム(竹中, 1997), ライフスキル教育プログラム (JKYB研究会, 1970) が開発され，実施されている。健康教育で介入・指導する対象は，大別すれば個人，集団，地域社会の3レベルになり，それぞれに適合するモデルがある。これらのモデルに基づいて介入し，その効果を客観的に評価することが大切である。

　たとえば個人の生活習慣改善プログラムとして, 禁煙プログラム, 減量プログラムや糖尿病教室のプログラムなどがシステム化されているように，その他の健康問題について集団レベル，地域社会レベルの健康教育プログラムを開発する必要がある。また「不健康な食行動，喫煙，飲酒など個別の健康プログラムだけではなく，包括的健康教育プログラムの開発が必要である」(島井, 2002)。新しく開発された教育プログラムやその実践成果は学会誌や学会の年次大会で発表されているが，医学の領域で新薬が開発されたとき治験をするように，学会が音頭をとって健康教育プログラムの宿題研究を企画したり，ワークショップや研修会などを開いて，より有効で組織的なプログラムの開発と普及に努力することが望まれる。すでに学会員のリーダーシップのもとにストレスマネジメント学会や健康教育プログラムに関する研究会が活発な活動をしている。

(3)エビデンスに基づく介入・教育

　健康教育指導者は個人，集団，社会の健康問題に介入・指導する役割があり，臨床や実践について社会的貢献を期待されているので，専門職に関して高度のレベルを維持し，その行為のもたらす結果について責任をもたなければならない。

　近年医療の領域では，Evidence‐Based Medicine (EBM), Evidence-Based Nursing (EBN) への関心が高まり，心理療法でも，Evidence-Based Psychotherapy が注目され始めている。EBMとは「根拠に基づいた医療」という意味で，これまでの医療が医師個人の経

験と勘に頼っていたことを反省し，客観的に実証された根拠に基づいて医療を行っていこうとする医療現場での運動である。

坂野（2000）は「臨床心理学的治療が未だに推測に頼り，事実かどうか分からない原因を追求していることは適切ではない。臨床心理学は人のこころの問題を扱う重要な学問領域である。それゆえ，そこで行われる治療法や指導法に関して，それが有効であるという確固とした根拠なしに用いることは，臨床心理学的サービスを受けるユーザーに対する重大な倫理的課題である。臨床心理学こそ客観的エビデンスに基づかなければならない」と述べている。

丹野（2001）は，わが国の臨床心理学を根拠に基づいたものにするための問題点や方向性について述べ，科学としての臨床心理学の確立の必要性を主張している。

対象者の心とからだの問題に深く関わる健康心理カウンセリングや健康教育的介入にあたってEBMの発想をもつことは今後重要になる。そのためには健康心理学の科学的研究を集積して，実証性を高めることが前提になる。それと同時に個別に応じた柔軟な対応を身につけることも忘れてはならない。

(4)健康行政・政策への提言

一般的にわが国の心理学者は行政や政策への関わりに消極的な態度をもち続けてきた。しかし，これからの健康教育の指導者は，国・都道府県レベルでの労働，医療，保健，福祉，警察，教育などの行政に対して，健康教育の視点から強力な政策の提言をすべきである。

現在，政府・地方自治体の保健関係の審議会委員，青少年問題協議会，健康づくり県民会議などの指導者として活躍している人もいる。これらの人びとが健康教育の重要性と健康心理学の有用性を強調して，専門家の役割とその養成，職場開発についての提言をしてほしい。

専門家集団である学会も積極的に関係官庁や代議士などと関係をもち，学会の資源が政策に有効であることを理解させ，政策に反映させ

る努力をしなければならない。現在，心理カウンセラーの国家資格化をめぐって心理学ワールドの意見の集約に暇取っているが，社会的関心の高まっている今こそ大同団結して資格問題を解決する好期である。

アメリカ心理学会健康心理学部会では特別委員会を設けて国・州レベルの健康行政への答申，調査などを通して健康政策の提言をするほか，行政官や専門政策担当者に健康心理学の専門家を送っている。また政治家の外部コンサルタントとして国の健康政策作成に影響を与えるための情報宣伝活動も常時行っている（Stone, 1987）。

3 アメリカのヘルスサイコロジストの資格と教育訓練

(1) 専門職としての「ヘルスサイコロジスト」

一般的には"Health Psychologist"を健康心理学者と訳すが，学者ということばは大学や研究所で研究職に従事している人のみを連想させるので，ここではヘルスサイコロジストをそのまま用いる。アメリカのヘルスサイコロジストの半数以上は臨床的サービスの仕事をし，残りの人が研究や教育職にある（アメリカ心理学会第38部会，2002）。

専門職としての「ヘルスサイコロジスト」の資格を得るための詳細な基準はあるが，大まかには次の2つになる。

①心理学の博士の称号（Ph. D. or Psy. D.）が授与されていること。
②アメリカ心理学会資格認定委員会，アメリカ職業心理学専門委員会，アメリカ心理学州委員会連合会などの認定あるいは開業のための免許証をもっていること。

アメリカでは心理学での研究活動や教育活動，そして臨床的な実践活動をするための基準としてPh.D.（哲学博士）の学位が要求されている。臨床心理学，カウンセリング心理学，健康心理学などが盛んになるにつれて職業的専門家を養成する必要が起こり，学者としての心理

学の専門家のほかに開業して実践活動をする専門家の養成コースが各地の大学院の博士課程に設置された。それらの中には心理学博士（Psy. D.）の学位を出すところもある（Stone, 1987）。

　アメリカ心理学会では資格授与に関する基準を設けて，科学者として専門的な職業活動に従事するサイコロジストを訓練するためのコースを規定している。それは水準の高いものであり，大学院博士課程の心理学として制度上独立し，教授団が充実し，実践的な演習科目，インターン制度，現場実地研修，実験演習などがカリキュラムに含まれていることを要求している。現在は学位取得前1年間のインターン訓練と博士号取得の研修員として2年間にわたる実地訓練が健康心理学の実践活動に携わる前提条件になっている。

　他方，アメリカのすべての州において，開業して実践的な活動を始めるときには規定によって免許を取得しなければならないことになっている。各州政府は，免許交付制度を通して心理学での実践活動を管理している。

　アメリカ職業心理学専門委員会では，心理学の専門領域できわめて有能であることを証明する実地試験を実施し，合格者に上級の証明書を交付している。

(2) ヘルスサイコロジストの活動

　最近の心理学，医学，生理学の進歩によって，健康と疾病について従来と違った新しい考え方が生まれてきた。それは「生物・心理・社会的モデル」で，健康や疾病は生物的特徴（遺伝的傾向），行動的要因（ライフスタイル，ストレス，ヘルスビリーフ）や社会的条件（文化，ソーシャルサポート）などが組み合わされた所産であるとする。

　ヘルスサイコロジストの活動は，これらの3つの要因を理解し，心理学の知識や技術をもって健康と疾病の問題に関わるのである。現在，ヘルスサイコロジストは研究場面，医療場面でいろいろなヘルスケアの専門家と一緒に仕事をしている。それは医師，歯科医，看護師，薬

剤師，栄養士，物理療法士，職業指導士，牧師など多岐にわたるが，ヘルスサイコロジストの活動は，健康を増進し疾病のリスクファクターを減少させるための研究や臨床的介入に重点をおいている。ヘルスサイコロジストは医療機関のほか学校では健康な行動の開発・教育，職場では健康行動の改善と維持，地域では健康に関わる行動の開発，改善，維持，行政機関では健康政策の作成，実施，監督などの仕事をしている。

ヘルスサイコロジストの臨床活動には健康心理アセスメントと介入がある。アセスメントには認知的・行動的アセスメント，精神生理学的アセスメント，臨床面接，人口統計学的アセスメント，客観的人格アセスメント，投影的人格アセスメント，臨床的プロトコルの分析などがある。

介入にはストレスマネジメント，リラクセーション，バイオフィードバック，正常・病理生理過程についての心理教育，疾病への対処法，認知行動的介入などがある。健康な人の予防的健康行動の教育を個人的・集団的に実施することで適切な対処法が学習され，ソーシャルサポートの利用を増大させることでストレスの影響を緩和することができる。

(3) ヘルスサイコロジストの教育と研究

北アメリカの大学の3分の1の大学には健康心理学のコースが設置され「生物・心理・社会的モデル」に従って，学生は異常心理学，社会心理学，学習過程，行動療法，精神生理学，解剖学，精神生物学，コミュニティ心理学，公衆衛生などの科目を受講するようになっている。

大学院では独立したプログラムをもっている大学もあるが，多くは臨床心理学，カウンセリング心理学，社会心理学，実験心理学などのドクタープログラムの中に健康心理学コースが含まれ，健康心理学の指導教授の指導を受けるようになっている。

さきにも述べたが，アメリカのヘルスサイコロジストの大学院教育

と職業的専門家としてのキャリア教育は充実しており,水準も高い。そ
れは博士号取得前1年間のインターンシップ,取得後2年間の特別研
究員制度,さらに上位資格に登録認定されるための実地試験,継続教
育や訓練システムにあらわれている。

　ヘルスサイコロジストの研究は,HIV,腫瘍学,心身症,医学的養
生法についてのコンプライアンス,ヘルスプロモーション,特別な病
気（たとえば,糖尿病,癌,高血圧,冠状動脈性心疾患,慢性痛,睡
眠障害など）についての心理的,社会的,文化的要因に焦点をあてた
研究などがある。そのほか疾病の原因と進行,健康の増進と疾病予防
のための健全なライフスタイルの形成,ストレスや痛みの解消,免疫
機能の活性化,リハビリテーションなどがある。アメリカの健康心理
学は,行動医学や医学的心理学ということばと入れかえることができる
ほどその内容は似ている。

4　日本の「認定健康心理士」の資格と教育訓練

(1) 専門職としての認定健康心理士

　日本健康心理学会の認定健康心理士制度が発足したのは1996年で,
「この制度は健康心理学を通して国民の健康の向上に貢献し,健康心理
学の研究と実践に資するとともに,健康心理学の専門家の育成をはか
るため,健康心理学についての一定の学識と技能を有する日本健康心
理学会の会員に対し,認定健康心理士の称号を付与し,その資格の認
定を行うことを目的とする」と規定されている（日本健康心理学会認
定健康心理士制度規則,1996)。

　日本健康心理学会が1988年に創立されてから数年が経過し,健康心理
学に対する認識がようやく高まるにつれて,健康心理学の臨床的実践
に従事する専門家の育成をめざしてこの制度が定められた。認定健康

心理士の資格には健康心理士,専門健康心理士,指導健康心理士の3種類があり,認定健康心理士として認定された者は2005年4月で687名に達する。

認定の基準は資格の種類によって異なり,詳しく定められているが,原則的には,
①大学で心理学の単位を取得していること
②日本健康心理学会会員であること
③規定に定められた健康心理学の研究業績等の基準得点を充足していること
などである。

この制度を定めて以来過渡期の措置として,健康心理士の認定には特別措置,専門健康心理士と指導健康心理士の認定には経過措置を定めて若干基準を緩めてきた。また日本健康心理学会主催の研修会を開催し,受講単位も得点として換算できるようになっている。

しかし,時代は急激に変化し質の高い健康心理士を必要としていること,わが国にも新しく大学の学部に健康心理学科,大学院に健康心理学専攻が設けられ学士や修士が卒業すること,臨床心理士,学校心理士など心理学関連諸学会の資格基準が修士以上になったことなどを考えて,日本健康心理学会では,現行資格制度を改訂した。改訂の要点は次のとおりである。

①現行の3種類の資格は存続し,その業務内容を明確にすること。
　案としては,
　a.健康心理士は健康心理に関連する職場等において,スーパーバイザーの指導のもとで観察・テスト・面接など健康心理アセスメントと健康心理カウンセリング,健康教育プログラムの作成・実施の業務にあたる(基本的には学部健康心理学科の卒業生)。
　b.専門健康心理士(健康心理カウンセラー)は,健康心理に関連する職場等において観察・テスト・面接など健康心理アセスメントと健康心理カウンセリング,健康教育プログラムの作成・実施の業

務にあたる（基本的には修士の学位取得者）。
　　c. 指導健康心理士は健康心理学の研究と教育を進展，普及させるために貢献し，健康心理士のスーパービジョンにあたる（基本的には博士の学位取得者）。
②健康心理カウンセラーと称し，健康心理学の臨床実践の仕事をする者は，修士の学位を取得し，90時間以上の現場実習の経験を要すること。
③認定のためには原則として試験を実施すること。
④健康心理関連施設や機関での臨床実践の経験を重視すること。
などである。
　これらの資格基準はアメリカのヘルスサイコロジストの資格に比べると，かなり低い水準であるが，健康心理学の歴史の浅いわが国では大学に健康心理学の専門職を養成する学科や専攻を増設することが急務である。上記の学歴はないが，健康心理関係の職種で実践経験の豊かな人に対する認定試験の制度も設けられている。

(2) 健康心理士の活動

　個人または集団の健康の維持・増進と疾病の予防，健康の回復に関わる健康心理士の活動分野は人間生活のあらゆる分野にわたっている。それは，家庭，学校，職場，地域社会，医療，矯正，司法，福祉などの場面であり，その対象は乳幼児から高齢者まであらゆる年齢層の人びとである。健康心理士の仕事が関係する機関や場所は，病院や診療所をはじめ，老人保健施設，特別養護老人ホーム，市町村保健センター，保健所，精神保健福祉センター，児童相談所，学校や職場の保健・診療施設，在宅介護支援センター，スポーツクラブ，などがある。
　現在のところ健康心理士の資格を取得してこれらの機関で職を得ている人もいるが，これらの機関の職員が健康心理学に興味をもって資格を取りその活動の幅を広げている人も多い。

(3) 健康心理士の教育

　日本の大学や大学院における健康心理学の正式コースは始まったばかりで，第1回生が2004年に卒業・修了したという状態である。健康心理士の認定制度が発足して以来，日本健康心理学会では研修会を開催して，健康心理学の基礎的講義と実習を行ってきた。もとより限られた時間内の研修だけでは不十分で，大学や大学院における4年間あるいはその上に2年間の健康心理学の専門家としての教育の充実が急がれるのである。

　このような状況の中で，日本健康心理学会では学部と大学院における健康心理学の基本的カリキュラムを作成して大学などに提供している。その基本は次のとおりである。

［学部での健康心理学科カリキュラム］
　①健康心理学基礎科目（8単位以上）
　　心理学概論，心理学研究法，学習心理学，発達心理学，教育心理学，臨床心理学，社会心理学など心理学の基礎科目
　②健康心理学専門科目（10単位以上）
　　健康心理学概論，健康教育概論，健康心理カウンセリング概論，健康心理アセスメント概論，健康心理学基礎実習など
　③健康心理学関連選択科目（2単位以上）
　　医学概論，心身医学，公衆衛生学など。
　合計最低10科目20単位以上を取得すること。

［大学院博士課程前期カリキュラム］
　必修科目
　　①必修科目Ⅰ（12単位）
　　　健康心理学特論，健康教育特論，健康心理カウンセリング特論，健康心理アセスメント特論，健康心理学研究法・測定法特論，健康心理学演習
　　②必修科目Ⅱ（4単位）
　　　健康心理現場実習

③選択科目Ⅰ（4単位）
からだと心のシステム概論，ストレス特論，ライフスタイル特論，疾病とパーソナリティ論，ヘルスケアシステム論など健康心理学の内容論など
④選択科目Ⅱ（4単位）
医学概論，心身医学特論，社会福祉特論，栄養学概論，医療倫理など隣接科学領域
⑤選択科目Ⅲ（4単位）
A領域（家庭，学校，地域，産業，医療）とB領域（幼児・児童，青年，成人，高齢者）からそれぞれ1科目を選ぶ。

合計最低13科目28単位以上を取得すること。

　健康心理学の専門家養成を目的として学科や専攻を設置した大学のカリキュラムは，学会の作成した基本カリキュラムに基づいている。今後は健康心理学の指導教授のもとで水準の高い研究教育を行うと同時に，学生の臨床的実践力をどのように訓練するかが課題である。

5　健康教育の未来

　激動社会の中で健康教育の未来を論ずることはきわめて困難である。ただ予測できることは，高齢社会の進行による有病高齢者の増加，医療費の個人負担の増大，ヘルスケアシステムの充実と専門化，一次予防の重視などである。これらの傾向をふまえて健康教育の果たす役割の重大さはますます高まるであろう。

　わけても，ライフスタイルと生活習慣病の深い関係が明らかになるにつれて，不健康な習慣行動の改善，変容に有効な健康心理学の理論や技術への期待が高まってくる。健康習慣の早期形成のため学校教育での健康教育が重視されなければならない。

　健康の維持・増進は，医学だけの問題ではなく，保健学，公衆衛生学，栄養学，疫学，行動医学，健康心理学，体育学などさまざまな学

問分野の活動を統合することによって達成される。したがって各専門家は自分の学問のアイデンティティを確認しながら，他の専門分野の理論や技術，用語を理解し，患者や対象者の QOL を高めるため健康教育という共通分野の活動に協力しなければならない。

　健康教育の科学性を高めるために，理論的枠組みの発展，介入効果の客観的評価，数値目標，費用対効果，エビデンス（証拠）に基づいた治療，教育，介入が要求されるであろう。

　各分野の専門化が進む中で，健康教育を専門に担当する高度の人材の養成が要請されると思われる。

文　献

アメリカ心理学会第38部会　http://www.health-psych.org/whats.htm/
Hasslt, V. B. V., & Hersen, M.　1996　*Source book of psychological treatment manuals for adult disorder*.　Plenum Press.
石井敏弘　1998　健康教育大要――健康福祉活動の教育的側面に関する指針――ライフ・サイエンス・センター
JKYB研究会　1996　健康教育とライフスキル学習――理論と実践――　明治図書
野口京子　1998　健康教育プログラムの作成と評価　肥田野直・本明　寛・山本多喜司(監修)　健康教育の心理学　実務教育出版
Prochaska, J. O.　2002　*Staging : Pradigm shift in health behavior change*.（日本健康心理学会創立15周年記念大会招待講演）
坂野雄二(編訳)　2000　エビデンスベイスト心理治療マニュアル　日本評論社
Schwarzer, R.　2000　*The HAPA model of health behavior change, 2000 Asian Congress of Health Psychology*: Proceedings.
島井哲志　2002　攻撃性とライフスタイル教育　山崎勝之・島井哲志(編)　2002　攻撃性の行動科学　ナカニシヤ出版
ストーン G. C.　本明　寛・内山喜久雄(監訳)　1990　健康心理学――専門教育と活動領域――　実務教育出版
　(Stone, G. C.　1987　*Health Psychology*.　Chicago: The University of Chicago Press.)
竹中晃二(編)　1997　子どものためのストレス・マネジメント教育――対症療法から予防措置への転換――　北大路書房
丹野義彦　2001　エビデンス臨床心理学　日本評論社
山崎勝之　2000　心の教育――子どもを守り，学校を立て直す――　星和書店

《topics》
◈健康顕彰事業

　健康に対する教育活動や啓発活動は，行政サイドからだけではなく民間企業や特定団体によって支えられている部分も少なくありません。たとえば，日本歯科医師会では，団体の公衆衛生活動の一環として，国民の歯科保健の向上をめざしたさまざまな歯科保健活動を展開しています。その中で表彰事業も重要な活動として位置づけられています。具体的には，「母と子のよい歯のコンクール」，「保育所・幼稚園表彰」，「8020運動」の一環としての「高齢者よい歯コンクール」，「むし歯予防図画・ポスター」の募集と表彰，小中学校歯科保健活動としての児童および学校に対する「よい歯コンクール」表彰などがあります。また，財団法人健康・体力づくり事業財団による「体力つくり優秀組織」表彰事業などもあります。同財団は1968年(昭和43年)以来，文部科学省後援のもとに，地域・職域で健康・体力つくりに顕著な成果をあげている組織を表彰し，その成果を関係方面に伝え，啓発することを大きな活動目的としています。表彰区分は内閣総理大臣賞，文部科学大臣賞，体力つくり国民会議議長賞などが用意されており，それぞれ市町村単位，地域単位，職域単位に各代表者の推薦を受けた組織の活動に対して学識経験者による選考委員会が表彰組織を選出するシステムです。なかでも，朝日新聞社主催，旧文部省および旧厚生省後援による「健康優良学校表彰事業」は，その性格・内容の面からもわが国の健康顕彰事業としてきわめてユニークな活動でした。この活動は，全日本健康優良児表彰事業(1930～78年)として開始され，太平洋戦争中の中断をはさみつつも戦後速やかに再開され，以後「全日本健康優良学校表彰事業(1979～91年)」として引き継がれ，その後さらに「全国健康推進学校表彰事業」と改められ，1998年(平成8年)にその事業を終了しています。この事業は一新聞社によって主催されたものですが，文部省および厚生省の後援を受け，全国の都道府県教育委員会の協力を得て全国規模で行われてきた一大社会事業でした。次に，この事業は学校教育場面において展開されたものではありましたが，その影響は地域の健康推進，社会および文化的にまで及び，歴史的にも戦前から戦後，現代の日本の健康教育・学校保健の展開に対して先導的な役割を果たした点は特記すべき点でしょう。（小玉正博）

［文　献］
朝日新聞社・全日本健康推進学校表彰会(編)　1998　健康優良・推進学校の軌跡　朝日新聞社

索 引

[あ]

アクティベーション　148
アセスメント　21, 183
アルコール摂取　53
安全衛生教育　113, 161
いじめ　124
EBM　179
飲酒　11, 20, 53, 103
インターネット　72, 75
ウェルネス行動　20
エイズ(AIDS)　54
エイズ対策キャンペーン　122
衛生教育　6
HIV・エイズ　54
HIV・エイズ教育　55
HAPAモデル　112
SST　108
SMSE-20　150
エンパワーメント　7, 117, 119
エンパワーメント教育　8
オタワ憲章　33, 119, 171

[か]

回想法　154
介入　11, 17, 28, 31, 37, 120, 141, 183
介入プログラム　35, 38, 130
学習援助型の健康教育　8
学校健康教育　5
学校ストレス　106
学校保健　158, 164, 172
学校保健教育　105
家庭教育　99

家庭での健康教育　103
癌　44, 53, 115, 174, 184
癌の危険因子　52
緩和ケア　126
喫煙　11, 20, 52, 103, 128
喫煙防止教育　52
CATCH　61, 71
教育的介入モデル　145
虚血性心疾患　47, 52, 115, 128, 130
禁煙支援プログラム　53
クライエント　12
KAPモデル　6
結果予期　30
KYB　11, 46, 56
健康　4, 17, 75, 127, 169
健康学習　8
健康観　23, 115
健康管理　158, 161
健康管理活動の体系　158
健康教育　3, 17, 87, 105, 164, 175
健康教育カリキュラム　11
健康教育指導者　175, 177, 179
健康教育的介入　129, 180
健康教育のアプローチ　82
健康教育の定義　4, 83
健康教育の目的　175
健康教育プログラム　77, 79, 115, 179, 185
健康顕彰事業　190
健康行為過程アプローチ　112
健康行動　6, 9, 17, 30, 35, 68
健康習慣　43, 188
健康障害　99

191

健康情報　75
健康診断　113, 161
健康信念　23
健康信念モデル　6, 23
健康心理アセスメント　183, 185
健康心理カウンセラー　130, 185
健康心理カウンセリング　12, 128, 180, 185
健康心理学の視点　125
健康心理学科カリキュラム　187
健康心理士　185
健康心理士の活動分野　186
健康増進　7, 103, 155, 157
健康増進活動　17, 33
健康増進行動　18
健康増進プログラム　38, 114, 122
健康態度　22
健康づくり　33, 157, 161, 169
健康なライフスタイル　7, 43, 123, 166
健康日本21　36, 45, 48, 51, 53, 122, 163, 165, 171, 174
健康ネット　75
健康リスク　23, 48
健康リスク行動　21
健康を決定する要因　9
行動意図　25
行動計画理論　26
行動的病原　20
行動的免疫　20
行動変化ステージ　27
行動変容　12, 20, 28, 30, 130, 172
合理的行為の理論　25
効力予期　31
こころの健康　45, 163
個人スキル　119
コーピング　145, 149
コミュニティ・エンパワーメント　119

コミュニティ・オーガニゼーション　34
コミュニティ介入プログラム　120
コミュニティ活動　119
ゴールドプラン21　132, 134
コンプライアンス行動　20

[さ]

最適健康　127
産業保健　161
CATCH　61, 71
自己効力感　31, 112
疾病予防　155
児童虐待　97
指導健康心理士　186
自分の体を知ろう　11, 46
社会的学習理論　30
社会的スキル　107, 119
社会的スキル訓練　108, 124
社会的統合　32
社会的認知理論　120
社会的ネットワーク　32
主張的行動　63
受動喫煙　52
食行動　48
食行動異常　49
食生活の改善　47, 62, 130
食生活の教育　49
新エンゼルプラン　101
身体活動の習慣　50
診断モデル　127
心的外傷　94
心的外傷後ストレス障害　139
信念　6, 18
健やか親子21　101
ストレス　8, 45, 70, 93, 100, 114, 116, 137, 144, 150, 167, 182, 184
ストレスケア活動　140

ストレスコーピング理論　93
ストレス対処　45, 104
ストレス反応　100, 145, 147, 149
ストレスマネジメント　46, 137, 140, 183
ストレスマネジメント教育　9, 45, 106, 137, 141, 145, 149
ストレスマネジメント教育の構造モデル　145
ストレスマネジメント事業　143
ストレスマネジメント自己効力感尺度　150
ストレスマネジメントのプログラム　179
ストレッサー　116, 144, 146, 149
スモークバスター　65
生活習慣　17, 33, 99, 114, 157, 163, 167
生活習慣改善プログラム　179
生活習慣の改善　126, 130, 163, 172, 176
生活習慣病　11, 20, 43, 47, 50, 61, 115, 119, 157, 163, 165, 167, 174, 188
生活習慣病予防プログラム　65, 68, 71, 87
生活の質(QOL)　7, 37, 43, 81, 114
生活の質の向上　10, 13
生活モデル　126
性感染症　55
性感染症教育　54
成長モデル　127
生と死の教育　58
生命の質の向上　18
世界保健機関　169
セルフエスティーム　11, 46
セルフケア行動　19
セルフコントロール法　139
セルフヘルプ・グループ　41
専門健康心理士　185
ソーシャルスキル　107
ソーシャルサポート　29, 32, 68, 120, 182

[た]

第一次予防　141
大学院博士課程前期カリキュラム　187
第三次予防　142
第二次予防　141
ターミナル対処行動　19
地域包括ケアシステム　136
治療モデル　126
THP　167, 176
ディベート討議　68
ディレンマ討論法　66
デス・エデュケーション　58
トータル・ヘルスプロモーション事業　143
トータル・ヘルスプロモーション・プラン　167, 176

[な]

7つの健康習慣　43
日常生活の質　51
日常的混乱　94
日本健康心理学会　177, 184, 187
認知行動的介入　183
認知的評価　145
認定健康心理士　184
寝たきりゼロ作戦　136
ノース・カレリア・プロジェクト　130
ノーマライゼーション　126, 132

[は]

バイオフィードバック　183
HAPAモデル　112
バリアフリー　132
ヒト免疫不全ウィルス　54
肥満予防　49
評価　80
病気回避行動　19

病気行動　18
病気対処行動　19
病者役割行動　18
PTSD　139
フィークス　62, 68, 70, 178
フィークス・プログラム　9, 62
PRECEDE　36
プリシード・プロシードモデル　10, 35, 83, 178
ブレイン・ストーミング　68
PROCEED　36
プロセス評価　149
ヘルスケア　158
ヘルスサイコロジスト　176, 181
ヘルスサイコロジストの活動　182
ヘルスビリーフ　182
ヘルスビリーフモデル　178
ヘルスプロモーション　7, 33, 82, 119, 169, 171, 184
ペン予防プログラム　62
保健学習　105
保健教育　158, 161, 164
保健事業　164
保健指導　105
保健体育　172, 176
ポジティブ健康行動　21, 24
ホリスティック教育　15

[や]

要請－コントロールモデル　116
予防的健康教育　61
予防的健康行動　18, 183
予防的保健行動　19

[ら]

ライフイベント　94
ライフスキル　11, 46
ライフスキル教育　54, 105, 137
ライフスキル教育プログラム　179
ライフスキルの開発　172
ライフスタイル　9, 12, 82, 115, 157, 169, 182, 188
ライフスタイルの改善　129
リスクマネジメント　90
リハビリテーション　126, 142, 184
リラクセーション　148, 183
リラクセーションスキル　149
理論横断モデル　27
ロールプレイング　68, 70
老人保健医療対策　163
労働安全衛生法　113, 117, 161, 167
労働衛生の3管理　161
労働基準法　161

健康教育概論 健康心理学基礎シリーズ④

2003年9月10日　　第1版第1刷発行
2016年7月25日　　第1版第5刷発行

編　　者　　日本健康心理学会
発 行 者　　小　山　隆　之
発 行 所　　㈱実 務 教 育 出 版
　　　　　東京都新宿区新宿1-1-12 〒163-8671
　　　　　電話　(編集) 03-3355-0921
　　　　　　　　(販売) 03-3355-1951
　　　　　振替　00160-0-78270

組　版　　株式会社 タイプアンドたいぽ
印　刷　　壮光舎印刷 株式会社
製　本　　ブックアート

乱丁・落丁は本社にておとりかえいたします。
Ⓒ2003　　検印省略　　ISBN 978-4-7889-6094-7 C3011　　Printed in Japan